Lisa Mar

# Gesund mit Reis

**Vollwertrezepte für eine Reiskur
zur Entgiftung, zum Abnehmen,
bei Magen-Darm- und Galle-Leber-Leiden,
bei Herz-Kreislauf- und
Stoffwechselstörungen, Arthrose,
Rheuma und Gicht**

HÄDECKE VERLAG

# Inhaltsverzeichnis

# Entgiftung durch Reis

»Entsorgung« ist ein Begriff, der uns heute in der Presse, in Funk und Fernsehen nahezu täglich begegnet: Entsorgung von Umweltschadstoffen, von Atom- oder Giftmüll. In diesem Buch ist von Entsorgung im Menschen die Rede. Auch er muß sich von Giften, die im Körper stecken, befreien. Ein geradezu idealer Weg dazu, der in weiten Kreisen noch viel zu wenig bekannt ist und verhältnismäßig einfach begangen werden kann, ist eine Kur mit Reis. Die entgiftende Wirkung der *Glucuronsäure,* einer Zuckersäure aus Traubenzucker, die das Reiskorn besonders reichlich enthält, ist auch in Fachkreisen, bei Ärzten, Heilpraktikern und Diätfachkräften, noch viel zu wenig bekannt und kaum genutzt worden. Dabei wird der hohe Nutzen einer konsequent angewandten Reiskost aus Naturreis und Reis mit dem Silberhäutchen seit Jahren in Japan, USA, Israel und Holland sowie in meiner Praxis erprobt und bewiesen.

Viele chronisch Kranke, Darmpatienten, Leber-Gallenblase- und Magengestörte konnten ihr Leiden bessern. Auch Ältere und Alternde kamen in den Genuß neuer Vitalität. Das bewog mich dazu, die durch zahlreiche Schriften auf dem Gesundheits- und Diätsektor bekannte Autorin Lisa Mar zu einer Sammlung von Reisrezepten ohne Fleisch, aber mit viel Gemüse und Obst anzuregen. Die Rezepte sollen eine Reiskur abwechslungsreicher, schmackhafter, ausgewogen und bekömmlich machen. Die allgemein verständlichen Erläuterungen zur Wirkung der Kur, insbesondere der Glucuronsäure, erleichtern die Einsicht in die Notwendigkeit dieser Diät und geben dem Laien das theoretische Rüstzeug für die richtige Durchführung.

Das Buch ist ein erster, durch Erfahrung belegter Anfang, um die segensreiche Wirkung der Glucuronsäure im Reis einer weiten Bevölkerung im wahrsten Sinne des Worts *schmackhaft* zu machen. Aus medizinischer Sicht möchte ich dem Werk die weiteste Verbreitung wünschen.

Februar 1984 *Dr. med. V. Köhler, Internist*

3

# Vorwort

Diese kleine Schrift entstand aus langjähriger Erfahrung. Als ich vor vier Jahren während einer Zahnbehandlung Schwierigkeiten beim Kauen hatte, kochte ich mir jeden Tag Reis. Schon nach kurzer Zeit fiel mir auf, daß sich meine Gallenbeschwerden auffallend besserten. Ich sprach darüber mit Herrn Dr. med. Valentin Köhler, der eine neue Therapie entwickelt hatte, bei der ein gewisser Inhaltsstoff des Reiskorns eine wichtige Rolle spielt. Damit wurden Erfolge bei der Behandlung chronischer Krebserkrankungen erzielt. Eine mehrmalige tägliche Ernährung mit Reis übt dabei eine unterstützende Wirkung aus. Dr. Köhler hatte das Buch »Krebshilfe durch Vollwertkost« gelesen, das ich zusammen mit Dr. med. Karl Windstosser und dem verstorbenen Professor Dr. med. H. O. Kleine verfaßt habe. Er empfahl mir, als Ergänzung zu den dort beschriebenen Rezepten ein Buch über die tägliche Anwendung von Reisgerichten zu schreiben.

Ich durfte Dankschreiben von Patienten auswerten, die in desolatem Zustand aus der Klinik entlassen worden waren, zu Hause eine Reiskur aufnahmen und denen es zum allgemeinen Staunen danach besser ging. Diese Erfolge überzeugten mich, und ich entschloß mich zur Arbeit an meinem Reisbuch, das jetzt hier vorliegt. Dabei ahnte ich noch nicht, daß die Diät mir selbst zum Besten gereichen würde.

Wegen Arthrosebeschwerden wurde mir ein Reispräparat verschrieben, nach dessen Einnahme sich überraschenderweise nach etwa drei Wochen auch eine nicht ganz harmlose Pigmentveränderung im Gesicht besserte. Auf Anraten des Arztes setzte ich die Reiskur fort. Das Ergebnis war überzeugend: Nach einem Jahr waren auch meine Gallenbeschwerden verschwunden, die Pigmentveränderung im Gesicht wurde zusehends heller. Heute ist nur noch eine leichte Rötung sichtbar, wo sich früher ein schwarzer Fleck befand, der nach Ansicht von Hautärzten ohne Operation lebensbedrohend geworden wäre.

Auch heute noch verzehre ich fast täglich zwei Reismahlzeiten, überwiegend ohne Fleisch. Mein darniederliegender Appetit hat sich gebessert; ich habe mein Normalgewicht wieder erreicht, was vorher trotz aller ärztlichen Bemühungen nicht gelingen wollte.

So sei diese Schrift ein Dank an Herrn Doktor Köhler und zugleich an meinen altbewährten Verlag Walter Hädecke.

Ebenso gebührt mein Dank Herrn Professor Dr. H. Schilcher, Heilkräuter-Experte. Wertvolle Beratungshilfe wurde mir ferner gewährt durch das Institut für Getreideforschung, Detmold, die Lebensmittelabteilung der Universität Karlsruhe, das Institut für Ernährungswissenschaft der Justus Liebig-Universität in Gießen, die Universitäten Hohenheim-Stuttgart und Tübingen. Der Verein Deutscher Reis- und Schälmühlen versah mich dankenswerterweise mit in deutscher Sprache noch nicht vorliegender Literatur über Reis aus der Feder von 12 Experten der reisanbauenden Länder der ganzen Welt.

Die Durchführung dieser Langzeittherapie mit täglichem Reisverzehr unter gleichzeitiger Anwendung eines Medikamentes auf Basis eines Reisinhaltsstoffes (der im folgenden beschrieben wird) wurde in großzügiger Weise unterstützt durch die Stadtapotheke Rastatt sowie durch den Heilkräuter-Experten und Forscher (Kirlian-Fotografie) K. Würthle, Konstanz. Bei der Berechnung der Rezepte und der Niederschrift des Rezeptteiles war mir meine Karlsruher Freundin Margot Krebs eine allzeit bereite, nimmermüde Stütze. Ihnen allen gilt mein aufrichtiger Dank.

Rastatt, im Frühjahr 1984                                    Lisa Mar

# Der Reis

*(Oryza sativa L.)*

Obwohl der Reis (engl. *rice,* franz. *riz*) eine tropische Stärkepflanze ist, erstreckt sich seine Kultur bis in die subtropischen Klimazonen der Erde. Seine Geschichte läßt sich bis 6000 v. Chr. zurückverfolgen. Vermutlich wurde er zuerst in China angebaut, von wo er sich über den asiatischen Raum nach Westafrika, Ägypten und Madagaskar ausdehnte, und auch nach Australien, Südamerika und Kalifornien gelangte. In Europa wird er heute vor allem in Italien, Spanien und Südfrankreich angebaut.

Meist wird er als Bewässerungs- oder Naßreis kultiviert, seltener als Berg- oder Trockenreis. Insgesamt kennt man heute rund 8000 verschiedene biologische Sorten, und auch die Zahl der unterschiedlichen im Anbau gepflegten Arten ist groß. Sie sind zwar alle miteinander verwandt, reichen aber von der 30 cm hohen, aufrecht wachsenden Pflanze bis zu Formen, die in einer Länge von 7 m im Wasser fluten.

Der Reis ist ein Rispengras, das entweder ausgesät und sehr arbeitsintensiv von Hand weiterverpflanzt oder maschinell als Einzelsamen in den Boden gebracht wird. Auf den ausgedehnten Reisfeldern der Vereinigten Staaten wird die Aussaat vom Flugzeug aus vorgenommen. Dabei wird der Reis vorgequollen, damit er schwerer wird und nicht davontreiben kann, sondern in den gefluteten Feldern rasch zu Boden sinkt. So lassen sich 150–200 Hektar Land mit einem Flugzeug und vier Mann an einem Tag gut bewältigen!

Der größte Teil des Reises wird aber auch heute noch nach der herkömmlichen Methode angebaut, d. h. von Hand ausgesät (in Indien und Thailand) oder als vier- bis sechswöchiger Schößling in vorgeflutete Felder gepflanzt (Indonesien, Japan, China und Philippinen). Wasserfelder, teilweise in Terrassen, Holzpflüge und Wasserbüffel prägen dort noch heute das Landschaftsbild wie vor tausend Jahren. In Italien und Spanien wird heute der Samen mit Drillmaschinen direkt in den trockenen Boden gegeben.

Normalerweise reift der Reis einmal im Jahr, in manchen Teilen Ostasiens, z. B. in Surinam, wird er zweimal jährlich geerntet. Während früher der ferne Osten, insbesondere Thailand unser wichtigster Reislieferant war, sind heute die USA und Südamerika unsere wichtigsten überseeischen Importländer. In Europa ist Italien im Rahmen der EG der bedeutendste Partner.

# Reis – eine Hauptstütze in der Welternährung

Die bedeutendsten Faktoren in der Welternährung sind heute, vereinfacht gesagt, *Reis* für die Asiaten, *Mais* für die Amerikaner, *Hirse* für die Afrikaner und *Weizen* für die Europäer. Doch die weltweite Bedeutung des Reiskorns darf keinesfalls unterschätzt werden. Reis ist die Grundnahrung für die Hälfte bis zwei Drittel der gesamten Weltbevölkerung, so daß der amerikanische Ernährungswissenschaftler und Reisexperte *Bor. S. Luh* schon 1966 zu Recht schrieb: »... mit jedem weiteren Tag steigt ein Drittel der Weltbevölkerung zu einer Zukunft empor, die beherrscht ist von dem einzigen Wort REIS. Am Ende des laufenden Jahrhunderts wird die Zahl der Menschen, deren Ernährung vom Reis abhängt, größer sein als die gegenwärtige Weltbevölkerung.«
Damit die Menschheit auch noch satt werden kann, wenn sie in zwei Generationen die Zehn-Milliarden-Grenze überschreitet, werden Anpassungsfähigkeit und Ertrag dieser wichtigsten Kulturpflanze enorm gesteigert.
Ein Drittel bis die Hälfte der täglichen Kalorien- oder Joule-Einnahme in vielen asiatischen Ländern einschließlich Japan wird

| Nährwert von Reis im Vergleich zu anderen ausgewählten Getreidearten* | | | | | |
|---|---|---|---|---|---|
| Getreide | Reis Oryza sat. (weiß) | Weizen Triticum gestiv. | Mais Zea mays | Hafer Oats Avena sativ. | Hirse Eleusine coracana |
| je 100 g Eiweiß Kohlenhydrate incl. Ballast. | Korn 7,5 g 77,7 g | Mehl 11,2 g 74,7 g | Korn 7,5 g 78,8 g | Flocken 14,2 g 68,2 g | Korn 5,6 g 78,0 g |

* Nach Bor S. Luh, Rice, 1979

heute durch Reis abgedeckt. Er bildet die Haupteiweißquelle für die Masse der Asiaten und Südamerikaner. Er spielt auch eine zunehmende Rolle in der diätetischen Behandlung zahlreicher chronischer und teilweise lebensbedrohender Krankheiten in Europa und USA. Völlig unbegründet wird er bei uns vielerorts immer noch mit Skepsis betrachtet, da seine Vorzüge viel zu wenig bekannt sind. Seine Anwendung bei Schlankheitskuren hat zu einer zusätzlichen Verfälschung der Wertvorstellung geführt und ihm den Beigeschmack von Unterernährung gegeben. Das Gegenteil ist der Fall: Weil der Reis so wertvolle Inhaltsstoffe besitzt, ist er für die Reduktionskost besonders tauglich. Auch wer wenig Reis zu sich nimmt, kann sich immer noch vollwertig ernähren! Das vorliegende Buch soll diese These weiter untermauern.

# Reis-Inhaltstoffe und diätetische Vorzüge

### Eiweiß

Der *Eiweißgehalt* beträgt bei Naturreis 8,4 g/100 g, bei Reis mit Silberhäutchen 8 g/100 g und bei geschältem Reis 7 g/100 g. Reiseiweiß hat unter allen Getreidearten die beste biologische Wirksamkeit. Die Pflanze baut es während des Wachstums aus den Blaualgen des Flutungswassers auf. Algeneiweiß gilt als höchstwertig. In China und Japan wird Reis vielfach zusammen mit Algen gekocht (Glasnudeln). Ernährungwissenschaftler sprechen von einer großen Zukunft der Algenkost.

### Kleber-Eiweiß

Reis ist wie Mais und Hirse frei von *Kleber-Eiweiß* und eignet sich daher hervorragend für die Ernährung der gegen Kleber-Eiweiß empfindlichen Kranken (Zöliakie, Sprue). Allerdings kann Reis, durch das Fehlen von Kleber-Eiweiß, welches das Mehl erst backfähig macht, allein nicht zu Brot oder Kuchen verbacken werden. Kleberhaltiges Roggen- oder Weizenmehl muß hinzugefügt werden. Für Patienten, die Kleber-Eiweiß nicht vertragen, eignen sich alle Rezepte dieses Buches, die Reis ohne Mehlzusatz oder in Verbindung mit Maismehl und Maiskörnern enthalten. Die Krankheit zeigt sich als »einheimische Sprue« schon im Säuglingsalter (nach dem Abstillen, wenn mehlhaltige Breie zu Erbrechen und Durchfall führen). Die Betroffenen müssen meist lebenslang eine kleberarme bzw. kleberfreie Diät zu sich nehmen. In den Tropen ist das Übel weit verbreitet und tritt meist schlimmer auf als hier.

## Fett

Mit *Fett* ist der Reis von Mutter Natur nur sparsam bedacht: Naturreis enthält 1,4 g/100 g, Reis mit Silberhäutchen 1,8 g/100 g, weißer Reis 0,6 g/100 g. Seine Fettarmut macht ihn geeignet für Schlankheitskuren sowie bei Störungen der Fettverwertung (Abbau von Cholesterin, Entlastung der fettverarbeitenden Organe). Das Reisfett hat einen Anteil an mehrfach ungesättigten Fettsäuren, belastet also den Fetthaushalt nicht.

## Kohlenhydrate

Der Gehalt an *Kohlenhydraten* beträgt bei Naturreis 73,5 g/100 g, Reis mit Silberhäutchen 77 g/100 g und bei Weißreis 78,7 g/100 g.

## Vitamine

Das *Vitamin $B_1$ (Aneurin),* im Reis mit Silberhäutchen nicht ausreichend enthalten, ist wichtig für alle Abläufe des gesamten Nervensystems, sowohl für das Gehirn, wie für die Bewegungsnerven. Bei mangelhafter Zufuhr kommt es zu Müdigkeitserscheinungen, Schläfrigkeit, Stuhlträgheit, Vergeßlichkeit. Wird also über längere Zeiträume zur Deckung des Kohlenhydratbedarfs Reis bevorzugt verzehrt und nicht Naturreis mit dem vollen Vitamin B-Gehalt, so sollten andere Vitamin-$B_1$-reiche Nahrungsmittel mitver-

| Vitamingehalt verschiedener Reis-Sorten* | | | |
|---|---|---|---|
| in je 100 g | Thiamin ($B_1$) | Roboflavin ($B_2$) | Niacin |
| | mg | mg | mg |
| Naturreis (Braunreis) | 0,41 | 0.09 | 5,2 |
| Paboiled Reis, Reis mit Silber-häutchen, Langkorn | 0,44 | 0,04 | 3,51 |
| Parboiled Reisflocken (KELLOGG'S) | 0,35 | 0,04 | 5,4 |
| Weißer Reis, geschält, poliert | 0,06 | 0,03 | 1,3 |

* Entnommen aus Bor S. Luh, Rice, Mittelwerte.

zehrt werden: Leinsamen, Hülsenfrüchte, Sojagerichte, Hefeprä-
parate (Cenovis, Vitam-R), wie sie in pflanzlichen Brühwürfeln
und -Würzen vorkommen, Nüsse, auch Erdnüsse (letztere aber
nicht bei Rheuma und Gicht, ebenso keine Hülsenfrüchte) und
Kartoffeln in der Schale gekocht. Das wasserlösliche Vitamin $B_1$
wird häufig schon in der Küche durch langes Wässern von Kartoffeln, Gemüsen und Salaten und durch Weggießen von überschüssi-
gem Gemüse- und Kartoffelkochwasser vergeudet. Besser ist dünsten statt kochen! Garen in Töpfen, die einen wärmespeichernden
Boden haben und fast ohne Flüssigkeitszugabe auskommen.
Der *Laktoflavin-Bedarf (Vitamin $B_2$)* wird zusätzlich gedeckt
durch Eier, Milch und Milchprodukte, Käse.
Das reichlich im Reis enthaltene *Niacin* spielt bei der Behandlung
von Gefäßerkrankungen eine führende Rolle: es wirkt entspan-
nend auf die verengten Blutgefäße, so daß es bei Durchblutungs-
störungen hilfreich ist. Außerdem übt es eine regulierende Wirkung auf den Cholesteringehalt des Blutes aus. Darum ist Reis für
die Diät bei Herzkrankheiten wertvoll. Niacin ist auch ein Eiweiß-
entgiftungsfaktor mit antiallergischen Eigenschaften. Sein Mangel
macht sich durch Pellagra (rauhe Haut) und Schlaflosigkeit bemerkbar.
Die in der Tabelle angegebenen Werte sind allgemeinen Lebensmitteltabellen entnommen. Es ist dazu noch anzumerken, daß bei
einem Vergleich von mehreren verschiedenen Lebensmitteltabellen nie die genau gleichen Werte herauskommen.

**Mineralstoffe, Spurenelemente**

Hier ist der hohe Anteil von *Kalium* mit 150 mg/100 g gegenüber
dem verschwindend geringen Anteil an *Natrium* mit 10 mg/100 g
hervorzuheben. Das gilt sowohl für Naturreis als auch für Reis mit
Silberhäutchen.
Natrium ist ein Bestandteil des Kochsalzes, das der Lebensmittel-
chemiker als Chlor-Natrium bezeichnet. Der Anteil an Natrium im
Kochsalz ist die Hauptursache für Wasserbindung bzw. Flüssig-
keitsbindung im Körper: Ein Teil des Übergewichts beruht auf der
vom Fett festgehaltenen Flüssigkeit. Je weniger Natrium – also
kochsalz- oder natriumarme Nahrungsmittel – dem Organismus
zugeführt werden, um so weniger Flüssigkeit wird im Körper gebunden. 100 g Braunreis (Vollreis) enthalten 54 mg Kochsalz,
100 g Reis mit Silberhäutchen 3 mg. Der äußerst geringe Natri-
umanteil im parboiled Reis macht ihn so hervorragend geeignet für
alle kochsalzarmen Diätformen wie Bluthochdruck, Hautkrank-
heiten, gewisse Nierenleiden, Übergewicht, Rheuma und Gicht.
Dem gegenüber steht der große Kaliumgehalt, der eine Förderung

| Mineralstoffe und Spurenelemente | | | | | | | |
|---|---|---|---|---|---|---|---|
| | Natrium mg | Kalium mg | Calcium mg | Phosphor mg | Magnesium mg | Silicium mg | Zink mg |
| Braunreis | 160 | 150 | 23 | 325 | 120 | 30 | 1,71 |
| Parboiled Reis | 10 | 150 | 11 | 186 | 28 | 30 | 1,21 |
| Weißreis | 6 | 103 | 6 | 120 | 30 | – | – |

der Nierenfunktion und damit eine erwünschte Flüssigkeitsausscheidung bewirkt.

Außerdem ist der Reis eine gute *Phosphorquelle,* wichtig sowohl für die Gehirnfunktion als auch für die Muskelkraft (Sportler!). Reich an dem Spurenelement *Silicium* (Kieselsäure) ist der Reis ebenso wie Hirse und Hafer. Silicium ist wichtig für das Wachstum der Haare, der Fingernägel und Fußnägel, es ist ein notwendiger Bestandteil des Bindegewebes. Der ältere Mensch speichert weniger Silicium als der jugendliche. Deshalb ist die zusätzliche Aufnahme von leicht resorbierbarer Kieselsäure besonders für ältere Menschen zu empfehlen. Silicium festigt übrigens auch das Zellgewebe, wirkt also »gerüstbildend«. Bei Vernarbungsprozessen spielt es ebenfalls eine nicht unwesentliche Rolle. Mangel an Silicium kann sich als Haarausfall, Parodontose sowie Erschlaffung des Stützgewebes bemerkbar machen. Es wird auch angenommen, daß teilweise die Bildung von Akne und Furunkulose sowie Hautjucken davon herrühren. Reis ist also empfehlenswert bei Hautschäden.

Auch *Zink* ist im Reis enthalten. Es übt eine beruhigende Wirkung auf das Nervensystem aus. Mangel an Zink schwächt die Wund- und Bruchheilung.

Zusammenfassend läßt sich bis hierhin sagen, daß Reis hilfreich ist bei zahlreichen Oberbauchbeschwerden (Magen-Darm, Leber-Galle), bei Herz-Kreislaufbeschwerden, bei gewissen Nierenschäden, gegen Haarausfall und Nagel- und Hautschäden, Gefäßerkrankungen, Bluthochdruck, Übergewicht und weiteren bereits genannten. Nun gibt es noch einen Inhaltsstoff des Reiskornes, der bisher nicht analytisch erfaßt worden ist und in keiner der gängigen Nährwert-Tabellen zu finden ist: Die Glucuronsäure.

## Glucuronsäure, ein Entgiftungsfaktor

Die *Glucuronsäure,* eine Zuckersäure, kommt aus der *Glucose,* dem Traubenzucker. Sie ist ein Kohlenhydrat, hitzebeständig bis zu 160° C und wasserlöslich. Das zu ihr gehörende Enzym – ein Verdauungsstoff – heißt *Glucuronidase*. Dieses Enzym kommt in tierischen und pflanzlichen Zellen und Geweben vor, in Bakterien, Milz, Leber und Drüsen mit innerer Ausscheidung, also auch im menschlichen Organismus. Es spielt eine Rolle bei der Entgiftung toxischen (giftigen) Materials aus den chemischen Umwandlungsvorgängen (Metabolismus) der Nebennierenrinde. Mit Hilfe der Glucuronidase vermag die Glucuronsäure sich mit Giftstoffen wie Salicylsäure, Kampfer, Menthol, Chloralhydrat, Pregandiol und anderen Giften aus Arzneimitteln zu verbinden, also mit Giftstoffen, die nicht vom Körper selbst im Stoffwechselgeschehen gebildet werden – ein außergewöhnlicher Vorgang! Diese »Paarlinge« werden über die Nieren ausgeschieden, sozusagen ausgefiltert. Eine Verbindung von Glucuronsäure wurde erstmals von *Jaffé* 1874 aus dem Urin von Hunden isoliert, die Ortho-Nitroluol erhalten hatten.

Über das Vorkommen von Glucuronsäure in unseren Lebensmitteln liegen noch keine gesicherten, quantitativen Ergebnisse vor. Trotz zahlreicher Umfragen bei wissenschaftlichen Instituten waren keine befriedigenden Auskünfte zu erhalten. Man weiß aber, daß die Glucuronsäure im gesamten Reiskorn verteilt ist, sie liegt im Naturreis und im Reis mit Silberhäutchen besonders gut geschützt vor, also voll wirksam. Ferner wurden genannt: Rote Bete (Rote Rüben), Kohlrabi, alle pektinreichen Beerenfrüchte wie Brombeeren, Himbeeren, Stachelbeeren, Johannisbeeren, die durch ihren Pektinreichtum bei der Gelee- und Marmeladenzubereitung das Gelieren, das Steifwerden bewirken. Besonders reich an Glucuronsäure sollen auch die Weintrauben sein. Die Sojabohne zählt ebenfalls wie auch der Honig dazu. Ferner kommt sie im Leinsamen und allen schleimbildenden und gummihaltigen Pflanzen vor.

In dem Dickungs- und Bindemittel *Agar-Agar*, das für Flammeries und zum Binden von Suppen und Soßen gebraucht wird, ist sie reichlich enthalten. (Damit lassen sich z. B. aber auch Diabetiker-Marmeladen ohne Zuckerzusatz herstellen, die allerdings nur für 2–3 Tage haltbar sind, denn ohne 50% Zuckergehalt nach dem Einkochen bleibt keine Marmelade vom Schimmel verschont: Zuckerkonzentrate töten Bakterien ab.) Agar-Agar ist ein Algenprodukt, das aus verschiedenen asiatischen Meeresalgen gewonnen wird und je nach der Herkunft unterschiedliche Bezeichnungen führt: Ceylonmoos, ostindische oder vegetabilische Haussenblase, Jaffamoos u. a. In den Tropen ist es deshalb so beliebt, weil es auch ohne Kühlschrank fest wird.

Agar-Agar ist auch bekannt als Mittel der Bakteriologie und der Pharmazie. Im Reformhaus kann es zur küchenmäßigen Verwendung bezogen werden. Es muß immer sehr gut verschlossen und trocken aufbewahrt werden, um voll wirksam zu bleiben.

Die Wirkung der Glucuronsäure wird durch *Milchsäure* verstärkt. Täglicher Genuß gesäuerter Milchprodukte neben dem Reisverzehr ist empfehlenswert (Buttermilch, Sauermilch, Bioghurt, Joghurt, Molke, Kefir). Quark und Käse eignen sich außerdem zusätzlich besonders als Kalkspender zum kalkarmen Reis.

Im menschlichen Körper kommt die Glucuronsäure auch in der Synovialflüssigkeit vor, die allgemein als Gelenkschmiere bezeichnet wird. Sie liegt dort gebunden an Hyaluronsäure vor, das erklärt auch ihren heilsamen Einfluß bei Gelenkbeschwerden, wie sie durch die Arthrose und bei Prellungen entstehen. Ärztlich verordnete Glucuronsäure, zusätzlich zu der hier beschriebenen Ernährungsform gegeben und für den jeweiligen Krankheitsfall berechnet, leistet eine wesentliche Hilfe zur Krankheitsverhütung und zur Wiedergesundung.

# Die Vielfalt des Reiskorns

*Oryza sativa Japonica:* ein eher breites Korn mit einem weißen Kern, das reichlich Flüssigkeit aufnimmt beim Kochen, stark quillt und in Asien bevorzugt für Gerichte gebraucht wird, die als sog. »Klebreis« für Breie, Puddings usw. dienen, hierzulande als Einlage in klare Suppen und als »Milchreis«.

*Oryza sativa Indica:* ein schmales Korn mit einem glasigen, durchscheinenden Kern, das beim Kochen weniger Flüssigkeit aufnimmt, auch nicht so stark quillt und als Trockenreis (Beilagenreis) verwendet wird.

*Zizania aquatica:* bekannt als »Wildreis« oder schwarzer Reis, einzelne Körner sind schwarz, ist der Samen eines Wassergrases. Er gedeiht unter ähnlichen Bedingungen wie der Kulturreis, wächst meist wild und wird nur in begrenztem Maße industriell angebaut und kommerziell verwertet. Er wird von Hand gesammelt und ist deshalb sehr teuer.

**Die gängigen Reissorten**

Reis wird zunächst grob nach seinen Formen unterschieden. *Rundkornreis* wird hauptsächlich für Milchreis und Süßspeisen verwendet, *Langkornreis* in erster Linie für Hauptgerichte oder als Beilage zu Gemüse, Obst und Fleisch. *Bruchreis* sind die Körner, die beim Mahlen gebrochen sind.

**Die biologische Qualität**

In einer gesundheitsbewußten Zeit genügt die schlichte Unterscheidung in Rundkorn- und Langkornreis keinesfalls. Die biologische Qualität wird bemessen nach den Inhaltsstoffen des Reiskorns.

Als höchstwertig gilt der *Naturreis* (auch als Braunreis oder Roter Reis bezeichnet, je nach der braunen oder mehr roten Farbe des Keimes, *oder »Silberhäutchens«.*) Es handelt sich dabei um den entspelzten Reis, der als »Cargo« – so der Fachausdruck – in die Reisschälmühle kommt. Er wird dort sorgfältig gereinigt und verlesen, aber nicht weiter behandelt. Als *»Vollwertreis«* wird der sog. halbgeschälte Reis mit Silberhäutchen bezeichnet, der als »parboiled Reis« im Handel ist. Der entspelzte Reis wird vor dem Schälvorgang einem rein physikalischen Verfahren unterzogen, einem Dünstvorgang unter hydraulischem Druck, bei einer Temperatur um 70° C. Dabei dringen die Vitamine und das Eiweiß aus dem Keim in das Innere des Reiskorns, von wo sie schwerer herauszulaugen sind. Nach diesem Parboilingverfahren gelangt der Reis in die Schälmühlen, dabei bleibt aber das Silberhäutchen (Keim) unlösbar fest mit dem Korn verklebt, so daß der größte Teil der Vitamine, vor allem $B_1$ und $B_2$, erhalten bleibt. So behandelter Reis wird sehr hart, ist gut lagerfähig, aber nicht unbegrenzt haltbar, genau wie der Naturreis: Da diese beiden Reissorten das hochwertige Fett des Keimes enthalten, werden sie bei zu langer Lagerzeit ranzig, meist schon nach etwas über einem Jahr. Wer also Reis für Notlagen bevorraten will, sollte ihn immer wieder jährlich erneuern, also verbrauchen, ehe er ranzig wird. Beim Lagern von Naturreis muß man in Kauf nehmen, daß sich trotz aller Vorsichtsmaßnahmen mit Beginn der warmen Jahreszeit bei uns die schwarze Reismotte zeigt, die auch Insektiziden großen Widerstand entgegensetzt.

Parboiled Reis sieht leicht gelblich aus, weshalb er auch als »gelber Reis« bezeichnet wird. Er wird beim Kochen schneeweiß, quillt sehr gut auf und hat einen hohen Sättigungswert. Er bleibt auch nach überzogener Kochdauer fest und klebt nicht, die Körner fallen immer locker auseinander. Dieser Reis braucht vor dem Kochen nicht gewaschen zu werden, er wird mit etwa der doppelten Flüssigkeitsmenge aufgesetzt, die restlos aufgesaugt wird.

Das Parboiling-Verfahren wurde in den USA auf Veranlassung der amerikanischen Armee entwickelt, um die Truppe mit vollwertigem Reis ernähren zu können. Der gebräuchliche weiße Reis, der vom Silberhäutchen befreit und mehrfach nach dem Schälen noch geschliffen wird – bis nichts mehr von der Außenhaut mit ihrem Mineral-Reichtum vorhanden ist – kann nicht als vollwertig bezeichnet werden.

Der auch heute in vielen, ja in den meisten Krankenhäusern noch übliche Gebrauch des weißen geschälten Reises, gerade auch für Magen- und Leberkranke, die dringend die B-Vitamine zur Gesundung benötigen, führt auch dazu, daß sich die landläufige Meinung bei uns entwickelt hat, weißer Reis sei besonders gesund! Ähnlich führt die Ausgabe von feinstem Weißbrot in den Krankenhäusern ja zu den gleichen Irrtümern und Gesundheitsschäden. Eine rühmliche Ausnahme machen die biologisch geführten Kliniken und Kurheime. Auch in der modernen Gastronomie hat sich der Gebrauch von parboiled Reis teilweise verbreitet. Im Kantinenbetrieb bleibt in diesem Punkt noch manches zu tun übrig.

In vielen Privathaushalten wird erfreulicherweise sowohl Naturreis als auch parboiled (Vollwert-)Reis verwendet. Der letztere wird von Angehörigen der sitzenden Berufe bevorzugt, da er weitgehend blähungsfrei macht. Auch ältere Menschen mit angegriffenen

Verdauungsorganen verwenden lieber Vollwertreis. Allerdings ist der Ballaststoffanteil beim Naturreis höher.

Ballaststoffe können aber in einer modern ausgerichteten Ernährung leicht durch Rohkostzulagen, Früchte und Gemüse zugeführt werden. Fleisch, Milch und Milchprodukte – also eiweißreiche Lebensmittel – liefern keine Ballaststoffe im Gegensatz zur eiweißreichen und vollwertigen Sojabohne, die daher besonders zu empfehlen ist.

# Reis in der Küche

### Die richtige Zubereitung

Es gibt verschiedene Möglichkeiten, Reis zu garen. Gut bewährt hat sich die Methode, Reis in das sprudelnd kochende Wasser zu geben. Dann wird umgerührt, eine Minute ohne Deckel sprudelnd weitergekocht und dann auf kleine Wärmezufuhr gestellt. Ohne weiteres Rühren ist Naturreis dann nach 30 bis 35 Minuten und parboiled Reis nach 20 bis 25 Minuten gar. Dieses Verfahren wirkt nährwerterhaltend.

*Wer Nährwerte beim Kochen spart, spart auch Energie.*

Die unterschiedlichen Zubereitungsarten sind im Kapitel »Grundrezepte«, Seite 23, ausführlich beschrieben. Reisflocken läßt man nach einminütiger Kochzeit nur noch 10 Minuten ziehen.

Beim Mitkochen von Gemüse ändern sich die Kochzeiten nicht. Gemüsesorten mit kurzer Garzeit werden entsprechend später zugegeben, Tomaten und Kräuter erst in den letzten Minuten. Eine zusätzliche Flüssigkeitszugabe ist nur ganz selten nötig. Flüssigkeit, die nicht aufgesaugt wird, bedeutet Wertverlust, da zahlreiche Vitalstoffe im Reis wasserlöslich sind (B-Vitamine, Mineralstoffe, Glucuronsäure). Bleibt aus Versehen noch Flüssigkeit zurück, so sollte sie zu Soßen, Suppen oder für Gemüse benützt werden. Nicht empfehlenswert sind die großen Wasserrückstände bei Gebrauch des Kochbeutelreises, der in Kunststoffbeuteln verpackt ist. Diese Form der Zubereitung sollte Ausnahmefällen vorbehalten sein.

Bei den hier beschriebenen Zubereitungsformen erübrigt sich auch das Nachtrocknen im Backofen (in der Kleinküche meist gar nicht vorhanden). Ist der Reis wirklich einmal zu feucht geraten, so wird er in einer sauberen trockenen eisernen Bratpfanne getrocknet, wozu bei der Elektroplatte die Restwärme genügt oder die kleinste

Gassparflamme. Außerdem ist das Quellvermögen guter Reissorten so stark, daß etwas feuchte Reisreste sogar im Kühlschrank nach einigen Stunden vollkommen trocknen.

Beim Garen in der Backröhre wird unnötig viel Energie verbraucht. Den gleichen Effekt erhält man bei der Reisküche auch auf der Herdplatte.

Kochtöpfe mit dicken Böden aus wärmespeicherndem und rostfreiem Material sind zu empfehlen. Man sollte zum Reiskochen einen besonderen Topf haben, der zu nichts anderem verwendet wird. Das hat sich in meiner Küche bestens bewährt.

Beim Reiskochen empfiehlt es sich, Reis und Flüssigkeit mit der Tasse (jeweils derselben!) abzumessen. Die Verhältnisse lassen sich so leichter und genauer abstimmen. Je nach Größe faßt eine Tasse 125 bis 150 g Reis. Dazu nimmt man je nach Reissorte die 1½- bis 2fache Menge an Flüssigkeit.

**Resteverwertung**

Auch im Kühlschrank sollte gekochter Reis nicht längere Zeit aufbewahrt werden. Je frischer er auf den Tisch kommt, desto wohlschmeckender, bekömmlicher und wertvoller ist er. Sollte doch einmal etwas übrigbleiben, setzt man zum Aufwärmen stets etwas Flüssigkeit zu, auch wenn Margarine oder Butter beigegeben werden. Wein eignet sich dafür sehr gut. Auch in der Diätküche kann er unbedenklich eingesetzt werden, da er sofort zum Kochen gelangt und der Alkohol schon bei 70° C verdampft.

Auch das Aufwärmen von Reis in einem Sieb über Dampf ist zu empfehlen, es wirkt werterhaltend.

Für die weitere Verwertung von Reis sind der Phantasie keine Grenzen gesetzt: Suppen, Salate, Omeletts bieten vielerlei Abwechslung und nichts geht verloren. Sogar das Einrühren in Kartoffelsuppen ist möglich oder die schnelle Zubereitung einer Früchtekaltschale mit Reis und Kompott.

**Das richtige Kochwasser**

Es mag zwar übertrieben erscheinen, doch die fortschreitende Verschmutzung unseres Trinkwassers macht es ratsam, eventuell in industriereichen Wohngebieten für einwandfreies Kochwasser zu sorgen. Der Einsatz gewöhnlicher Mineralwässer ist nicht immer zu empfehlen und beispielsweise in der Ernährung bei Krebs nach Dr. Windstosser abzulehnen. Das aus Frankreich stammende »Eau volvic«, das im Lebensmittelhandel und in Drogerien angeboten wird, ist eine Möglichkeit, besser ist aber die Königsteiner Haderheck-Quelle, die man in der Apotheke bekommen kann.

# So schmeckt Reis am besten

Reis ist von Natur aus extrem kochsalzarm und im Geschmack neutral. Das ist die ideale Voraussetzung, um mit den unterschiedlichsten Würzmitteln von sauer bis süß, von scharf bis mild immer neue Geschmacksvarianten zu erzielen.

Die Chinesen sind darin wahre Meister und servieren zum Reis in kleinen Schalen verschiedene Gewürzmischungen, die täglich frisch im Mörser zubereitet werden. Auf so exotische und oft scharfe Würzen ist unser Gaumen nicht immer eingestellt. Eine gute Möglichkeit, um dem Reis Geschmack zu geben, ist daher die

### Gemüsebrühe

Am besten wird sie frisch aus Suppengemüse der Saison zubereitet. Gut geeignet sind auch Brühwürfel, vor allem wenn man nur eine kleine Menge benötigt (Cenovis oder Vitam). Die auf Hefebasis hergestellten Würfel liefern gleichzeitig noch wertvolle B-Vitamine. Allerdings enthalten sie wie alle Brühwürfel auch Kochsalz und sind daher für streng salzarme Diätformen nicht geeignet.

Fleischbrühe scheidet in der Gesundheitsküche wegen ihres Gehalts an Purinstoffen oft aus, da sie zu vermehrter Harnsäurebildung führen. Das ist vor allem bei Gicht und Rheuma schädlich.

### Curry

Mit dieser exotischen Würzmischung wird Reis wohl am häufigsten gewürzt. Sie besteht aus bis zu 12 verschiedenen Einzelgewürzen, z. B. Cardamom, Cayenne-Pfeffer, Chillies, Ingwer, Koriander, Kurkuma, Muskat, Pfeffer, Zimt u. a. Als unentbehrliche Grundlage muß eine gute Currymischung immer Kurkuma (Gelbwurzel) enthalten, dem sie auch ihre kräftige gelbe Farbe verdankt. *Kurkuma* gilt seit alters her als hilfreich für Leber und Galle, und in der modernen Medizin wird daher eine ganze Anzahl von Leber-Galle-Mitteln mit Kurkuma hergestellt.

Die zahlreichen Möglichkeiten bei einer solchen Mischung bringen es mit sich, daß manche im Handel befindlichen Currymischungen sehr scharf schmecken, andere wieder mild erscheinen. Enthalten sie reichlich Chillies und Pfeffer, kann es zu Hustenreiz beim Verzehr des damit gewürzten Reises kommen. Nach dem Lebensmittelgesetz ist ein Zusatz von bis zu 5% Kochsalz zu Gewürzmischungen erlaubt, was aber nicht deklariert werden muß. Wer kochsalzarm kochen will oder muß, und wer eine feine Zunge für ein mildes, aromatisches Curry besitzt, kann dazu eine Spezialmischung ohne Kochsalz beziehen (siehe Bezugsquellen-Nachweis am Schluß des Buches).

Verweilen wir noch kurz bei der Heilkraft der Gelbwurzel oder Kurkuma, im englischen Sprachgebrauch *Turmeric*. In Schröders »Vollständiger Arzneischatz« um 1721 heißt es: »Sie ist dem Gallenbläschen gewidmet wie ingleichen dem Magen und der Leber, und denn auch der Milz und der Mutter.« Die erste feststellbare Quelle für die therapeutische Anwendung dieser in Indien heimischen Pflanze findet sich in der »Kausika-Sutra«, deren Entstehung um 500 v. Chr. datiert wird. In diesem Werk, das für einen Brahmanen gedacht war, wird berichtet, wie der an Gelbsucht Erkrankte einen Reisbrei, der mit Gelbwurzel gewürzt ist, verzehrt und nach Verrichtung eines Gebetes von dem Brahmanen am ganzen Körper mit dem übriggebliebenen Rest des Reisbreis bestrichen wird. Vom Haupte beginnend und bei den Fußspitzen endigend. Die Reisreste (Butter, Fett) am Schöpflöffel gehörten zu den Opfern, man sprach ihnen eine besondere Wirkung zu. Auch bei den Balinesen genießt der Reis noch heute religiöse Verehrung.

Auch in der heutigen Medizin erinnert man sich wieder der Droge Kurkuma, besonders verwiesen wird auf ihre schmerzlindernde Wirkung nicht während einer Kolik, jedoch besonders nach überstandener Entzündung. Die in der Kurkumawurzel enthaltene Stärke, ein Dickungsmittel für Soßen, ist dieselbe, die wir von der Pfeilwurzel (»Arrow-root«) kennen.

Wer sich für täglichen Reisverzehr entschieden hat, wird das sicher am leichtesten mit Curry-Reis bewerkstelligen. Zwischendurch wird dann nur mit Gemüsebrühe und Kurkuma gewürzt. Mengenangaben in den folgenden Rezepten sind nur Richtlinien. Da alle Gewürze, außer Kochsalz, ungefährlich sind, kann jeder nach eigenem Belieben würzen. Besonders nachhaltig erfolgt die Würzung, wenn die Gewürze mitgekocht werden, der Reis wird dabei sehr schön gelb gefärbt. Zum Nachwürzen genügt dann Überstreuen mit dem Gewürz oder Beigabe des mit etwas Wasser oder Öl verrührten Pulvers und gründliches Durchmischen.

### Szechuan-Pfeffer

Diese chinesische Pfefferart gibt allein oder in Verbindung mit Curry ein hocharomatisches, appetitanregendes Reisgericht. Es handelt sich um kleine rote Pfefferkörner, die geröstet sind. Sie haben noch die Schale, die Würzung erinnert an eine Art herbes Parfüm; wer es einmal schätzen gelernt hat, wird es nicht mehr missen mögen. Man bekommt sie in Chinaläden, Feinkostgeschäften oder wie Curry (Bezugsquelle am Schluß des Buches). Es genügt, pro Person 1–3 Körner in den Reis zu geben. Sie werden nicht mitgegessen.

### Safran

Dieses neben der Vanille teuerste Gewürz wird aus den Samenfäden einer Krokuspflanze gewonnen. Es hat keinen besonderen gesundheitlichen Wert und färbt den Reis schön gelb.

### Sesamkörner

Sie sind geröstet und werden häufig in der indischen Reisküche verwendet. Der Geschmack ist nußähnlich.

### Tomaten und Tomatenmark

Sie zählen zu den beliebtesten Reiswürzen, vor allem auch in der italienischen Küche, und haben einen hohen Gesundheitswert. Tomaten sollte man nur geschält verwenden.

### Pilze

Champignons, Pfifferlinge, Steinpilze und andere Waldpilze machen jedes Reisgericht zu einem Festessen. Wegen des hohen Kadmiumgehalts der Wildpilze sind Pilze aus Kulturen heute vorzuziehen. In der asiatischen Küche werden mit Vorliebe getrocknete chinesische oder japanische Pilze verwendet, die den Gerichten eine interessante Geschmacksnote geben.

### Sojawürzen

Es gibt chinesische, japanische und indonesische Sojasaucen, die im Geschmack alle unterschiedlich sind. Sie werden in einem langwierigen Gärprozeß gewonnen, bei dem der Sojabohne verschiedene Gewürze und oft auch Reis zugesetzt werden. Sie enthalten durchschnittlich 16% Kochsalz, sind also ähnlich wie die Maggiwürze nur zum mäßigen Gebrauch gedacht. In der Diät sollte man sie nur in kleinsten Mengen verwenden, es sei denn, daß Reis zur Behebung von Durchfall verzehrt wird. Dann benötigt der Organismus zur Mineralstoffanreicherung dringend Kochsalz.

**Bambussprossen**

Sie werden gerne in Verbindung mit Reis eingesetzt. Die Bambuspflanze (Dendrocalamus spec.) stammt aus Indien und liefert mit ihren Schößlingen ein Gemüse, das auch bei uns immer mehr Freunde findet. Im Ursprungsland wird sie teilweise roh verzehrt. Das ist nicht empfehlenswert, da die Pflanze reichlich Blausäure enthält. Durch Kochen werden die Sprossen unschädlich. Die Bambusstaude erreicht eine Höhe bis zu 30 m und ist reich an Kieselsäure. Das erklärt ihre Härte und Stabilität. Dadurch wirken die Bambussprossen als sehr kräftige Ballaststoffe und bilden eine nützliche Beigabe zu Reisgerichten.

**Bohnensprossen**

Bohnensprossen oder -keimlinge aus der kleinen grünen Mungobohne, einer Sojabohnenart, sind wegen ihres Vitaminreichtums als Rohkostbeilage oder zusammen mit dem Reis gekocht, beliebt. Man kann sie selbst ziehen und in 6 bis 7 Tagen sprossen lassen. Dabei bildet sich reichlich Vitamin A und E. Wenn sich die kleinen grünen Blättchen zeigen, bildet sich auch Vitamin C, das aber beim Kochen verloren geht. Es gibt jetzt ein sehr zweckmäßiges und raumsparendes, außerdem kochfestes Keimgerät, das sich zum Selberziehen von Sprossen gut eignet (Bezugsquellen am Schluß des Buches). Die frischen Keime werden kurz blanchiert (mit kochendem Wasser überbrüht), damit der enthaltene Bitterstoff entfernt wird. Dabei verlieren sie nichts von ihrer Knackigkeit und können beliebig weiterverwendet werden.
Die Sprossen bekommt man auch frisch in Beuteln oder als Dosenware.

# So verstärkt man die Wirkung der Reiskur

### Mit Umschlägen und Wickeln

Der günstige Einfluß auf die Haut hat von alters her dazu geführt, daß man Reis-, Hafer- und Gerstenbrei zu Auflagen und Wickeln benutzt hat, ein leider weitgehend in Vergessenheit geratener

Brauch. Gersten- und Haferkörner enthalten genau wie der Reis einen beträchtlichen Anteil an Silicium – das ist das Mineral, das wir in Form schöner Halbedelsteine wie Opal, Bergkristall, Amethyst, Achat und als Quarzmineralien kennen. Silicium (Kieselsäure) ist wichtig für das Wachstum der Haare, Fingernägel, Hörner, Hufe und Vogelfedern. Ferner ist es ein wichtiger Bestandteil des Stützgewebes, besonders des alternden Organismus. Silicium beseitigt Magen-Darmverstimmungen und ist besonders auf Reisen empfehlenswert. Es wird auch zu kosmetischen Gesichtsmasken verwendet. Dr. med. V. Köhler rät daher dringend zu Reisauflagen und -wickeln. Nach der Zubereitung von Reisschleim bleibt ein erweichter, klebriger Reisbrei übrig, den man sehr gut zu Auflagen benutzen kann. Die beste Wirkung wird erzielt, wenn die Auflage auf die sogenannten »Headschen Zonen« aufgebracht werden, das sind die Punkte am Körper, die als Reflexzone zu bestimmten Körperteilen bekannt sind.

Erinnern wir uns an das schöne Beispiel des indischen Brahmanen, der mit seinen Händen dem leberkranken Patienten einfach den ganzen Leib von Kopf bis Fuß mit dem mit Gelbwurzel gewürzten Reisbrei bestrich, um ihn von seiner Gelbsucht zu befreien.

Bei Oberbauchbeschwerden wird der ausgekochte Reisbrei möglichst heiß mit den Händen direkt auf den Leib gestrichen und dann mit einer doppelt gefalteten Serviette, darauf mit mehrfach gefaltetem Wolltuch, bedeckt, und am besten mit einer Wärmflasche festgedrückt.

Sind die Schmerzen am Rücken, so wird ein Gästetuch auf einem passenden Servierbrett ausgebreitet, dann mit Hilfe eines Gummischabers mit dem heißen Reis bedeckt. Der Patient liegt auf einer ausreichend großen Serviette oder einem Flanelltuch, das um den ganzen Leib herum reicht. Dann wird das mit Reis bedeckte Tuch von dem Servierbrett vorsichtig abgezogen und auf die Flanellbinde gelegt, so daß der Patient mit dem Rücken darauf zu liegen kommt. Dann schnell die Flanellbinde fest um den Leib zusammenziehen, mit der Wärmflasche bedecken und den Patienten gut zudecken.

Nach 3/4 Stunden können die Aufschläge und Wickel beendet werden, es schadet aber nichts, wenn der Kranke eingeschlafen ist und erst später aufwacht. Danach sollte die Wäsche gewechselt werden; die mit Reis in Berührung gekommene Wäsche muß ausgekocht werden, sie wird sonst ganz steif.

# Grundrezepte

*Die Rezepte* (auch der folgenden Kapitel) sind *für 2 Personen* berechnet. In Ausnahmefällen ist die Zubereitung von vier Portionen günstiger. Dies ist bei den Rezepten ausdrücklich vermerkt.

♥ Alle Rezepte mit diesem Symbol sind besonders diätgeeignet!

## Reisflocken
*E 3,5 g,    F 0,3 g,    Kh 39 g,    Kcal 174 / KJ 731*

*Zutaten für 2 Portionen:*                                    ♥

*2 Tassen Wasser,*
*1 Tasse Reisflocken (60 g),*
*1 Prise Salz.*

Reisflocken in das kochende Wasser einrühren, knapp 1 Minute unter Rühren weiterkochen, 10 Minuten bei schwacher Hitze nachquellen lassen.
Zur Breibereitung 1/2 Tasse Flüssigkeit mehr gleich beim Kochvorgang zugeben, die Flocken saugen die Flüssigkeit auf wie ein Schwamm. Oder den Brei mit halb Wasser, halb Milch zubereiten.
Geeignet für Suppen, Breie, Puddings, bei Kau- und Schluckbeschwerden von Patienten (Entzündung der Mundschleimhaut, nach Operationen, Zahnbehandlungen usw.). Reisflocken sind im Lebensmittelhandel erhältlich.

# Milchreis

*E 11 g,   F 4 g,   Kh 101 g,   Kcal 486 / KJ 2041*

*Zutaten für 2 Portionen:*

*1¹/₂ Tassen Wasser,*
*¹/₂ Tasse Milch, 1 Tasse Reis.*

Reis zuerst im Wasser kochen. Sobald der erste Teil dieser Flüssigkeit aufgesogen ist, Milch nachgießen. Sowohl bei Naturreis wie parboiled Reis mit einer Garzeit von 25–30 Minuten führt die sofortige Zugabe zu einem völligen Totkochen der Milch. Lediglich bei Weißreis und bei Reisflokken mit den kürzeren Garzeiten ist die Milchzugabe zu Anfang weniger bedenklich.

# Wasser-Reis

*E 8 g,   F 1,4 g,   Kh 100 g,   Kcal 558 / KJ 2344*

*Zutaten für 2 Portionen:*

*2 bis 2¹/₂ Tassen Wasser,*
*1 Tasse Reis, parboiled,*
*1 Prise Meersalz, falls erlaubt.*

Reis in das kochende Wasser einrühren, ohne Deckel 2–3 Minuten aufwallen lassen, bei verschlossenem Topf und schwacher Hitze garquellen lassen, bei Herdfeuer kann dies am Herdrand geschehen. Wo ein Backofen zur Verfügung steht, gelingt der Quellvorgang besonders gut.
In Persien wird zum Ausquellen kein Topfdeckel aufgelegt, sondern eine gefaltete Serviette. Es geht auch mit einer doppelten Lage von frischem Küchenkrepp, zum Festhalten kann der Topfdeckel am Rande leicht darüber gelegt werden oder es wird ein hölzerner Kochlöffel quer über die Topfmitte gelegt. Der Reis bleibt dabei angenehm feucht auf der Oberfläche. Er kann dann leicht mit Kräutern oder getrockneten Gewürzen abgeschmeckt werden.
Kochdauer: 25–30 Minuten, je nach gewünschtem Biß.

# Reisperlen (Butterreis)

*E 9 g,   F 30 g,   Kh 97 g,   Kcal 711 / KJ 2960*

*Zutaten für 2 Portionen:*

*1 Tasse Reis, parboiled,*
*2$^1$/$_2$ Tassen Wasser,*
*1 Prise Meersalz,*
*30 g Butter.*

Den Reis nach Grundrezept kochen. Aus dem Topf nehmen, wenn er noch etwas Feuchtigkeit aufweist (deshalb die leicht erhöhte Flüssigkeitszugabe!), nach dem Abtropfen den noch feuchten Reis in die geschmolzene Butter geben, umrühren, bis alle Körner leicht davon überzogen sind.
Die Reiskörner liegen wie leuchtende Perlen locker übereinander, lassen sich auch gut in Tassen pressen (kalt ausgespült) und stürzen.
Die Gastronomie für gehobene Ansprüche serviert heute solchen Butterreis, so daß man dort auch bei Reiskuren einkehren kann.


# Reisrand (Reistassen)

*4 Portionen:*
*E 18 g,   F 2,8 g,   KH 194 g,   Kcal 874 / KJ 3670*

*Zutaten für 4 Portionen:*

*2 Tassen Reis, parboiled,*
*4 Tassen Wasser,*
*1 Prise Meersalz.*

Zubereitung wie Wasserreis, nach dem Kochen in einen kalt ausgespülten Ring drücken, nach kurzer Zeit stürzen.
Bei den kleineren Mengen dieser Rezeptsammlung reicht die Menge nicht zum Füllen eines Ringes, der Reis wird in kalt ausgespülte Tassen gedrückt und danach gestürzt. Gelingt besonders gut mit parboiled Butterreis.

# Risotto

*E 9 g,   F 21 g,   Kh 108 g,   Kcal 619 / KJ 2597*

*Zutaten für 2 Portionen:*

*2 El Kaltpreßöl, 1 El Zwiebelwürfel,*
*1 Tasse Reis (Rundkornreis),*
*2 Tassen heiße Gemüsebrühe.*

Im erhitzten Öl die Zwiebelwürfel und den Reis unter Rühren lichtgelb anrösten. Heiße Gemüsebrühe zugießen. Ca. 20–25 Minuten im offenen Topf sachte kochen. Nicht umrühren.


# Reisschleim

*(Bei Oberbauchbeschwerden, Leber-Galle-Beschwerden, Diarrhoe – ohne Koliken und ohne Fieber)*

*Zutaten für 2 Portionen:*

*1 Tasse Naturreis, 6 Tassen Wasser,*
*Kochdauer 30 Minuten,*
*ergibt 2 Tassen Schleim.*

Den kurz auf einem Sieb überspülten Naturreis in kaltem Wasser aufsetzen. Sobald das Wasser kocht, Hitzezufuhr soweit verringern, daß die Flüssigkeit gerade noch sprudelt. Durch ein feines Sieb abgießen.

Wenn keine ärztlichen Bedenken bestehen, kann mit garantiert ungesalzener Gelbwurzel (Kurkuma) gewürzt werden, besonders bei Diarrhoe ohne Fieber, Oberbauchbeschwerden ohne Koliken und Fieber, Reise-Diarrhoe, Leber-Galle-Beschwerden. Naturreis hat die beste, ergiebigste Schleimbildung und enthält reichlich wasserlösliche Glucuronsäure. Auch bei Nierenschäden empfehlenswert.

Der Reis wird bei dieser Kochweise übergart, spaltet sich und kann so besonders viel wasserlösliche Inhaltsstoffe wertvollster Art in die Flüssigkeit geben.

# Leichte Suppen

## Reis-Kerbelsuppe, mit Sahne

*E 6 g, F 47 g, Kh 51 g, Kcal 653 / KJ 2742*

*Zutaten für 2 Portionen:*

*$^1/_2$ Tasse Reis, 1 l pflanzliche Brühe,
200 g Kerbel, 50 g Butter, etwas Pfeffer,
3 El saure Sahne, verquirlt.*

Reis in der Brühe weich kochen, Kerbel feinschneiden oder wiegen und in heißer Butter kurz andünsten. In die Reissuppe geben, einmal aufwallen lassen. Mit Pfeffer abschmecken und die Sahne unterziehen.

## Chinakohl-Reissuppe

*E 4 g, F 10 g, Kh 38 g, Kcal 269 / KJ 1128*

*Zutaten für 2 Portionen:*

*1 El Kaltpreßöl, $^1/_4$ Tl Ingwerpulver,
1 Knoblauchzehe, püriert,
$^1/_2$ l Gemüsewürfelbrühe, pflanzlich,
30 g Reis, $^1/_4$ Chinakohl, in feine Streifen geschnitten,
1 kleine Zwiebel, gewürfelt,
2 El weißer Landwein oder Riesling.*

Ingwer und Knoblauch im erhitzten Öl bei niedriger Hitze anbraten. Mit heißer Brühe löschen, den ungekochten Reis zugeben und 30 Minuten ziehen lassen, bis er sehr weich ist. Kohl und Zwiebeln zugeben, offen nochmals 5–7 Minuten sieden. Zum Schluß mit Wein abschmecken.

# Eierblumensuppe mit Reiseinlage

*E 17 g,    F 22 g,    Kh 36 g,    Kcal 414 / KJ 1729*

*Zutaten für 2 Portionen:*

*$^1$/$_2$ l Gemüsebrühe, pflanzlich,*
*1 El Weißwein (Riesling, Landwein),*
*1 El Kaltpreßöl,*
*2 Eier, schaumig geschlagen,*
*1 Prise Muskat,*
*1 El Zwiebelwürfel,*
*6 El Reis, gekocht.*

Brühe zum Kochen bringen, Wein und Öl zugeben. Abschmecken, evtl. nachsalzen. Eier mit wenig Muskat leicht schlagen, langsam in die kochende Suppe einlaufen lassen, ein- oder zweimal umrühren. Mit den Zwiebeln bestreuen und den Reis dazugeben.

# Reisflocken-Diätsüppchen

*. . . oder für hungrige Eilige*

*E 7 g,    F 4 g,    Kh 42 g (52 g),    Kcal 238 (278) / KJ 1002 (1170)*

*Zutaten für 2 Portionen:*

*1 Tasse gekochte Reisflocken,*
*1 Tasse Milch,*
*Curry oder 1 Tl Honig und Zimt (10 g Honig).*

Die in Wasser gekochten Reisflocken – oder auch einem Reis-Rest vom Vortag – mit der Milch unter Rühren gut mischen. Pikant mit Curry oder süß mit Honig und Zimt abschmecken.

# Reisflocken-Süppchen, mit Eigelb

*E 12 g,    F 15 g,    Kh 42 g,    Kcal 358 / KJ 1506*

*Zutaten für 2 Portionen:*

*1 Tasse gekochte Reisflocken,*
*1 Tasse Milch,*
*2 Eigelb,*
*würzen wie oben.*

Zubereitung wie oben, zuletzt noch in jeder Servier-Tasse ein Eigelb gut verquirlen.

# Reis-Tomatensuppe

*E 17 g,    F 15 g,    Kh 61 g,    Kcal 431 / KJ 1801*

*Zutaten für 2 Portionen:*

*1 El Fett (Vitaquell-Margarine oder Kaltpreßöl),*
*2 Zwiebeln, kleingehackt,*
*1 Knoblauchzehe,*
*500 g Tomaten,*
*1 l Brühe (Cenovis- oder Vitam-Klare Brühe),*
*Salz, Pfeffer,*
*Thymian, Oregano, Salbei,*
*1 Tasse Reis, gekocht,*
*1 Ei, hartgekocht,*
*2 El gehackte Petersilie.*

Fett erhitzen, Zwiebel und Knoblauchzehe goldgelb darin andünsten. Abgezogene und geschnittene Tomaten dazugeben und mitschmoren.
Die Brühe und alle Gewürze zugeben, zum Kochen bringen. Auf kleinem Feuer ca. 30 Minuten kochen lassen. Dann den gekochten Reis unterrühren.
Auf jede Suppenportion 2–3 Eischeiben legen. Mit Petersilie bestreuen. Nach Wunsch mit etwas Honig abrunden.

# Reis-Tomatensuppe, aus Tomatensaft

*E 4 g,   F 18 g,   Kh 18 g,   Kcal 374 / KJ 1516*

*Zutaten für 2 Portionen:*

*¹/₄ l Tomatensaft,*
*¹/₄ l Wasser,*
*1 Tl Honig,*
*1 Prise Salz,*
*1 Hauch Curry,*
*4 El Sahne,*
*4 El Reis, gekocht,*
*2 Tl Weizenkeime,*
*etwas Zitronensaft.*

Tomatensaft mit Wasser und den Gewürzen erwärmen, nicht kochen!
Sahne, Reis und Weizenkeime einrühren, mit Zitronensaft abschmecken und gut umrühren.

# Reis-Gemüsesuppe

*E 0 g,   F 15 g,   Kh 36 g,   Kcal 287 / KJ 1205*

*Zutaten für 2 Portionen:*

*¹/₂ Tasse Reis,*
*³/₄ l Wasser,*
*1 Cenovis-Gemüsebrühwürfel,*
*¹/₅ l Frischgemüsesaft,*
*10 g Vitaquell-Margarine.*
*1 Eigelb.*

Reis in die kochende Brühe geben. Sobald die Körner schön aufgegangen sind, den Frischgemüsesaft daran geben. Zum Schluß die Margarine ohne weiteres Erhitzen dazugeben. Verfeinerung: Vorsichtig ein Eigelb in die nicht mehr kochende Suppe einrühren.

# Pikante Soßen

## Salatsoße, klar (Grundsoße)

*E 0 g,   F 10 g,   Kh 0 g,   Kcal 90 / KJ 377*

---

*Zutaten für 2 Portionen:*

*1 El Kaltpreßöl,*
*1 El Zitronensaft oder 1 Tl Kartoffel- oder Obstessig.*

Die Zutaten mit dem Tassenschneebesen oder der Gabel
schlagen, bis die Mischung milchig-trüb wird.


## Frühjahrskräutersoße

*E 0 g,   F 10 g,   Kh 1 g,   Kcal 95 / KJ 400*

---

*Zutaten für 2 Portionen:*

*4 Blätter Borretsch,*
*2 Dillkrautstengel,*
*1 Bündel Schnittlauch*
*oder*
*6 Stengelchen Schafgarbe,*
*6 Blatt Sauerampfer.*
*Grundsoße, siehe oben.*

Kräuter fein schneiden und mit der Grundsoße vermischen.

# Grüne Quarksoße

*E 6 g,   F 66 g,   Kh 8 g,   Kcal 111 / KJ 468*

*Zutaten für 2 Portionen:*

*1/2 Tasse Sahnequark,*
*4 El Wein-, Obst- oder Kartoffelessig,*
*1 Tl Honig,*
*6 El Kaltpreßöl,*
*4 El gewiegte Petersilie,*
*1 El gewiegte Estragon- und Basilikumblätter.*

Quark mit Essig, Honig und Öl verrühren (das geht sehr gut mit dem Tassenschneebesen). Die gehackten Kräuter unterziehen.


# Erdnußcreme-Soße

*E 4,5 g,   F 13 g,   Kh 3 g,   Kcal 151 / KJ 634*

*Zutaten für 2 Portionen:*

*1 Tl (15 g) Erdnußcreme 43% F.,*
*1 El Essig,*
*1/2 Tl Senf, mittelscharf,*
*1 El Sauerrahm, 10% Fett,*
*1 Tl Kaltpreßöl,*
*1 El Wasser.*

Erdnußcreme mit Essig und Senf glattrühren, Sauerrahm, Öl und Wasser hinzufügen. Diese Soße paßt zu Wurzelsalaten und Eiersalaten.
Erdnußcreme wird aus mittelfein gemahlenen Erdnüssen unter Zusatz von Öl hergestellt. (Reformhaus, Lebensmittelhandel)

# Griechische Soße

*E 27 g,   F 38 g,   Kh 12 g,   Kcal 519 / KJ 2180*

---

*Zutaten für 2 Portionen:*

*Grundsoße, Seite 31,*
*$1/2$ Zwiebel, fein gewürfelt,*
*1 Knoblauchzehe, fein püriert,*
*etwas Thymian, zwischen den Fingern verrieben,*
*2 El Petersilie, gehackt,*
*etwas Cenovis-Würze,*
*etwas frisch gemahlener Pfeffer,*
*100 g Schafskäse,*
*evtl. einige schwarze Oliven.*

Grundsoße mit den Gewürzen und Kräutern gut verrühren. Schafskäse fein zerkrümeln und unter die Soße heben. Diese Soße eignet sich gut für südliche Rohkost, wie Paprika, Auberginen, Zucchini, aber auch für Tomaten, Gurken und Blattsalat. Nach Geschmack und Salatsorte passen einige kleingeschnittene Oliven dazu.
Mit dieser Salatsoße kann auch ein pikanter Reissalat zubereitet werden.

# Soja-Tomaten-Soße

*E 3 g,   F 2 g,   Kh 3 g,   Kcal 42 / KJ 176*

---

*Zutaten für 2 Portionen:*

*1 Tl Vollsoja,*
*2 El Sauermilch,*
*1 Tl Zitronensaft, Wein- oder Kartoffelessig,*
*1 Tl dickes Tomatenmark,*
*Schnittlauch oder Petersilie.*

Vollsoja mit der Sauermilch glattrühren, nach Geschmack mit Zitrone oder Essig säuern, dazu Tomatenmark und Kräuter unterrühren.

# Béchamelsoße

*E 9 g, F 12 g, Kh 22 g, Kcal 262 / KJ 1100*

*Zutaten für 2 Portionen:*

*1 El Mehl, 1 El Vollsoja,*
*$^1/_2$ l Flüssigkeit ($^1/_2$ Buttermilch, $^1/_2$ Wasser),*
*etwas Muskat,*
*1 El Kaltpreßöl.*

Mehl und Vollsoja mit kaltem Wasser oder Cenovis-Gemüsebrühe klümpchenfrei anrühren, in die kochende Flüssigkeit einrühren. Einige Minuten weiterkochen lassen. Hat man Gemüsebrühe zur Verfügung (Spargel, Blumenkohl usw.), so kann diese verwendet werden. Mit Muskatblüte würzen. Zuletzt das Öl zugeben.

*Kräuter-Béchamelsoße:*

1 El frische Gartenkräuter kurz in der Soße aufkochen lassen.

# Soja-Eiersoße

*E 6 g, F 7 g, Kh 3 g, Kcal 103 / KJ 433*

*Zutaten für 2 Portionen:*

*1 Eigelb,*
*1 El Vollsojamehl,*
*1 El Kartoffel- oder Obstessig,*
*$^1/_4$ l Gemüsebrühe,*
*4 g Agar-Agar,*
*etwas Cenovis-Würze nach Geschmack.*

Eigelb, Sojamehl und Essig mit einem kleinen Teil der noch warmen Gemüsebrühe glattrühren. Die restliche Flüssigkeit zugeben, pulverisiertes Agar-Agar darüberstreuen, vorsichtig weiter erhitzen, aber nicht mehr kochen lassen und rühren, bis die Soße dicklich wird.

# Russische Zwiebelsoße

*E 2 g,   F 10 g,   Kh 31 g,   Kcal 249 / KJ 1042*

*Zutaten für 2 Portionen:*

*2 Zwiebeln,*
*1¹/₂ El Maismehl (Maizena), 1 El Fett,*
*1 gekochte Rote Rübe (Rote Bete),*
*1 Tl geriebener Meerrettich,*
*1 El Senf, etwas Essig,*
*Kümmel, 1 Lorbeerblatt,*
*1 Tl Honig, 6 Wacholderbeeren, ¹/₂ l Wasser.*

Die feingehackten Zwiebeln und das Mehl im Fett braun rösten und mit Wasser ablöschen. Die feingeriebene Rote Rübe dazugeben sowie sämtliche Gewürze.
Alles gut durchkochen, das Lorbeerblatt herausnehmen und die Masse durch ein Sieb streichen.

# Soja-Pilzsoße

*E 17 g,   F 18 g,   Kh 13 g,   Kcal 195 / KJ 822*

*Zutaten für 2 Portionen:*

*50 g Pilze (Pfifferlinge oder Champignons),*
*1 El Zwiebelwürfel,*
*1 El Sonnenblumenöl,*
*¹/₁₀ l Gemüsebrühe,*
*2 El Vollsojamehl,*
*1 Tl Cenovis-Würze.*

Die feinblättrig geschnittenen Pilze mit den Zwiebelwürfeln in das erhitzte Kaltpreßöl geben, nach kurzem Umrühren zugedeckt im eigenen Saft schmoren lassen, dann die heiße Gemüsebrühe angießen, das mit kaltem Wasser glattgerührte Sojamehl hinzugeben und nach kurzem Aufkochen Sauermilch und Cenovis-Hefewürze hinzugeben. Dabei ständig rühren!

# Frische Salate

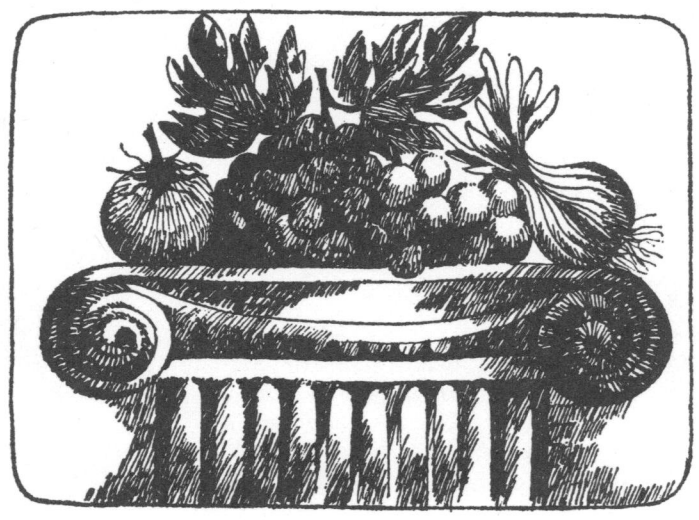

## Amerikanischer Reissalat

*E 7 g,    F 20 g,    Kh 60 g,    Kcal 463 / KJ 1912*

*Zutaten für 2 Portionen:*

*1 Tasse Langkornreis, gekocht,*
*2 El Erbsen (Dose), 2 Ananasscheiben (Dose),*
*1 Banane, 2 El Kirschen, halbiert,*
*Saft von 1/2 Zitrone.*
*Soße:*
*1 El Kaltpreßöl, 1 El Joghurt,*
*2 El Ananassaft,*
*1 Msp. Curry, Salz, Pfeffer,*
*1 Tl Butter oder Vitaquell-Margarine,*
*1 El Mandelsplitter.*

Reis mit Erbsen und kleingeschnittenem Obst mischen. Zutaten zur Soße gut verrühren, den Reis daruntermischen. Im erhitzten Fett Mandelsplitter hellbraun rösten, über den Salat streuen.

# Apfel-Rettich-Reissalat mit Bohnensprossen

*E 5 g,   F 11 g,   Kh 52 g,   Kcal 323 / KJ 1397*

*Zutaten für 2 Portionen:*

*Grundsoße, Seite 31,*
*1 Tl Honig,*
*1 mittelgroßer Apfel, geschält und entkernt,*
*1 mittelgroßer roter Rettich,*
*6 El Naturreis, gekocht,*
*1 El Bohnensprossen, kleingeschnitten.*

Apfel in Achtelsegmente zerteilen. Diese in dünne Blättchen schneiden, sofort in die vorbereitete Soße geben, um eine Dunkelfärbung zu vermeiden. Den feingeriebenen Rettich sowie den Reis daruntermischen. Mit den Bohnensprossen bestreuen. Hochwirksam gegen Stuhlverstopfung.

# Eier-Reissalat

*E 18 g,   F 17 g,   Kh 36 g,   Kcal 369 / KJ 1550*

*Zutaten für 2 Portionen:*

*1 Tasse Naturreis, gekocht in Gemüsebrühe,*
*4 El saure Sahne, 10% F.,*
*1 El Zitronensaft,*
*2 hartgekochte Eier,*
*$^1/_2$ Tl Honig,*
*wenig Diätcurry.*

Abgekühlten Reis mit saurer Sahne und Zitronensaft verrühren. Die geschälten Eier vorsichtig trennen, das Weiße würfelig schneiden, das Eigelb mit der Gabel zerdrücken, zusammen mit Honig unter den Reis heben. Mit sehr wenig Diätcurrypulver durchmischen. Sehr erfrischend! Für kochsalzarme Diät geeignet.

# Französischer Reissalat

*E 12 g,  F 12 g,  Kh 52 g,  Kcal 375 / KJ 1580*

*Zutaten für 2 Portionen:*

*¹/₂ Tasse Reis, parboiled,*
*1 Tasse Wasser,*
*30 g Edelpilzkäse,*
*2 El saure Sahne,*
*2 Tl Zitronensaft,*
*Salz, Pfeffer,*
*40 g Sellerie, 50 g Salatgurke,*
*1 El Schnittlauch.*

Reis körnig kochen. Den Käse zerdrücken und mit saurer Sahne, Zitronensaft und Gewürzen verrühren. Rohen Sellerie und Gurke grob raspeln, unter den Reis heben und alles mit der Soße vermischen. Mit Schnittlauch bestreuen.
Anstatt Sellerie kann auch Staudensellerie in schmalen Streifen verwendet werden.

# Champignon-Reissalat mit Bohnensprossen

*E 4 g,  F 10 g,  Kh 32 g,  Kcal 237 / KJ 987*

*Zutaten für 2 Portionen:*

*1 Tasse Langkornreis, gekocht,*
*50 g frische Champignons.*
*Zur Soße:*
*1 El Kaltpreßöl,*
*2 El Zitronensaft oder Essig,*
*3 El Gemüsebrühe,*
*1 El milde Sojasoße (chinesisch),*
*frische Bohnensprossen.*

Den Reis nach Grundrezept kochen, die Soße mit den angegebenen Zutaten mischen. Die Pilze waschen, nach dem

Abtropfen die Stiele durch Herausdrehen entfernen, evtl. zu Suppe verwenden. Die Köpfchen in Scheiben schneiden, sofort in die Soße einlegen, einige Minuten durchziehen lassen, dann mit dem gelockerten Reis mischen. Mit Bohnensprossen garnieren.

Champignons zählen zu den Speisepilzen, die roh verzehrt werden dürfen, ebenso frische Steinpilze.

# Lissabonner Reis-Salat

*E 24 g,   F 45 g,   Kh 82 g,   Kcal 842 / KJ 3536*
*Nährwert für 2 Portionen: Kcal 421 / KJ 1768*

*Zutaten für 4 Portionen:*

*6 Zwiebeln,*
*3 Tomaten,*
*1 kleine Salatgurke,*
*2 mittelgroße Äpfel,*
*2 Knoblauchzehen,*
*Pfeffer, Salz,*
*Saft einer Zitrone,*
*3 El Kaltpreßöl,*
*1 Tasse Reis, gekocht,*
*4 Maronen (Eßkastanien),*
*2 hartgekochte Eier,*
*3 rote Peperoni.*

Zwiebeln, Tomaten, Gurke, Äpfel in hauchdünne Scheiben schneiden, in eine mit Knoblauch ausgeriebene Schüssel geben. In einer Tasse Pfeffer und Salz (oder Streuwürze) mit Zitronensaft verrühren, Öl unterziehen und die Soße über den Salat geben. Reis untermischen und den Salat gut durchziehen lassen.

Die Maronen in einer Pfanne ohne Fett anrösten, die Haut entfernen und über den Salat raspeln. Mit halbierten Eiern und Peperonistreifen garnieren.

Wenn vom Arzt erlaubt, einen Schuß Portwein zur geschmacklichen Abrundung über den Salat geben.

# Möhren-Reissalat mit Bohnensprossen

*E 8 g,   F 11 g,   Kh 53 g,   Kcal 335 / KJ 1441*

*Zutaten für 2 Portionen:*

*Grundsoße, Seite 31,*
*1 große Möhre,*
*4 El Buttermilch,*
*1 El Petersilie, gehackt,*
*1 Tl Honig,*
*1 El Bohnensprossen,*
*6 El Reis, gekocht.*

Grundsoße mit der feingeriebenen Möhre und den anderen Zutaten mischen, vor dem Auftragen etwas durchziehen lassen.

# Ungarischer Reissalat

*E 29 g,   F 20 g,   Kh 96 g,   Kcal 643 / KJ 2692*
*Nährwert für 2 Portionen: Kcal 321 / KJ 1346*

*Zutaten für 4–6 Portionen:*

*2 Tassen Reis, körnig gekocht,*
*1–2 Gewürzgurken, gewürfelt,*
*2 rote Paprikaschoten,*
*1 kleines Pkt. Tiefkühlerbsen (200 g),*
*Salz, Pfeffer,*
*Edelsüßpaprika, Zucker,*
*3 El Essig,*
*2 El Wasser,*
*2 El Öl,*
*1/2 Endivienstaude,*
*1 Tomate,*
*4 Oliven (evtl. gefüllt mit Paprika).*

40

Reis mit Gürkchen mischen, Paprikaschoten von Kernen und Scheidewänden befreien, halbieren. 1 Schotenhälfte zurücklassen, die anderen in Streifen schneiden und mit den aufgetauten Erbsen zur Reismischung geben. Aus den Gewürzen, Essig, Wasser und Öl die Soße bereiten, den Salat damit anmachen, gut durchziehen lassen. Endiviensalat schneiden, mit Essig, Öl und Salz marinieren. In eine Schüssel geben. Den Reissalat darauf anrichten und mit Tomatenachteln, Paprikastreifen und Olivenscheibchen garnieren.

# Paprika-Reis-Salat

*E 12 g,    F 24 g,    Kh 123 g,    Kcal 763 / KJ 3205*

*Zutaten für 2 Portionen:*

*1 Tasse Naturreis,*
*2 Tassen Wasser,*
*1 grüne Paprikaschote,*
*1 Delikateßgürkchen,*
*1 Apfel,*
*4 El Joghurt,*
*2 El Kaltpreßöl,*
*3 Tl Zitronensaft,*
*1 Zwiebel, feingewiegt,*
*2 El gehackte Kräuter,*
*1 Tl Honig,*
*1 El Paprikaspread,*
*Vitam R zum Abschmecken.*

Den Reis kochen, Paprikaschoten, Delikateßgürkchen und Apfel in kleine Streifen schneiden und unter den erkalteten Reis mischen.
Die restlichen Zutaten zu einer Soße verrühren und das Reisgemisch darunterziehen.
Mit Vitam R pikant abschmecken.

# Pikanter Reissalat
# mit Käse

*E 37 g,   F 39 g,   Kh 118 g,   Kcal 927 / KJ 3894*

*Zutaten für 2 Portionen:*

*1 Tasse Reis, parboiled,*
*2 Tassen Gemüsebrühe,*
*1 El kleingeschnittene grüne Oliven,*
*50 g Käse (Greyerzer oder Emmentaler).*
*Zur Soße:*
*1 El Kaltpreßöl,*
*1 El Essig,*
*2 El Wasser,*
*$^{1}/_{2}$ Tl Senf, scharf,*
*1 Tl Edelsüßpaprika.*
*1 Tomate,*
*2 Eier.*

Den Reis nach Grundrezept kochen, mit den Oliven mischen. Den in schmale Streifen geschnittenen Käse unterheben, die Salatsoße abschmecken und mit dem Reis gut mischen. Mit den in Achtel geschnittenen Tomaten und den halbierten Eiern garnieren und auftragen.

# Hauptgerichte

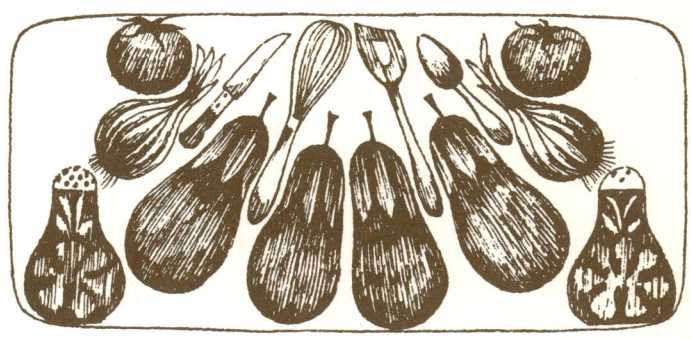

## Artischockenböden mit Rührei auf Butterreis

*E 27,6 g,    F 64 g,    Kh 100 g,    Kcal 1125 / KJ 4726*

*Zutaten für 2 Portionen:*

*1 Tasse Reis, parboiled,*
*2 Tassen Wasser,*
*4 Artischockenböden (Dose),*
*Salz, 30 g Butter oder 2 El Kaltpreßöl,*
*2 Eier, 2 El Wasser, 20 g Butter.*

Den Reis nach Grundrezept kochen. 4 Artischockenböden vierteln, leicht salzen. Reis in der zerlassenen Butter umrühren, bis alle Körner glänzen. Artischockenböden ebenfalls in der Butter unter ständigem Rühren andünsten, auf dem Reis in der Pfanne verteilen. Die Eier mit Wasser schaumig schlagen. Frische Butter zugeben und die Eier unter Rühren locker zusammenbacken lassen, über den Pfanneninhalt verteilen. In der Pfanne auftragen.
Übrige Artischockenböden keinesfalls über Nacht aufbewahren, da sie schnell von Bakterien verdorben werden.

# Ratatouille mit Reis

*(Französisches Gemüsegericht)*

*E 3 g,    F 60 g,    Kh 88 g,    Kcal 960 / KJ 4032*
*Nährwert für 2 Portionen: Kcal 480 / KJ 2016*

*Zutaten für 4 Portionen:*

*2 kleine Zwiebeln, in Scheiben,*
*6 El Kaltpreßöl,*
*6 El Weißwein (oder Gemüsebrühe),*
*2 Auberginen (400 g),*
*2 Zucchini (300 g),*
*1 kleine Knoblauchzehe,*
*300 g Tomaten, enthäutet,*
*200 g Blumenkohlröschen,*
*Salz, Pfeffer,*
*Rosmarin, Basilikum (möglichst frisch),*
*6 El Naturreis, gekocht.*

Zwiebel und Knoblauch im heißen Öl einige Minuten dämpfen. Wein zugießen, es kann auch pflanzliche Gemüsebrühe genommen werden. Die ungeschälten, in Scheiben geschnittenen Auberginen, die geschälten, gewürfelten Zucchini, gehackte Knoblauchzehe, die Tomaten, den zerteilten Blumenkohl, die Gewürze, Kräuter und den gekochten Reis zufügen. Bei geringer Hitze alles garen.

Ist kein frischer Rosmarin und Basilikum zu bekommen, so kann man auf die sehr gut gemischten getrockneten »Herbes de Provence« (gibt es von verschiedenen Herstellern) zurückgreifen. Man kann aber auch die Kräuter selbst trocknen und mischen. Zwischen den Fingern zerrieben erhöht sich ihr Aroma!

# Auberginen mit Reisfüllung

*E 31 g,    F 38 g,    Kh 82 g,    Kcal 805 / KJ 3381*
*Nährwert für 2 Portionen: Kcal 403 / KJ 1690*

*Zutaten für 4 Portionen:* ♥

*4 mittelgroße Auberginen,*
*je ca. 350 g,*
*2 Zwiebeln,*
*1 El glatte Petersilie, gehackt,*
*3–4 frische Basilikumblättchen,*
*gehackt oder 1 Tl getrocknetes Basilikum,*
*2 El Olivenöl,*
*1 Tasse gekochter Rundkornreis,*
*2 Eier,*
*1 El geriebener Emmentaler,*
*Pfeffer, Salz,*
*Tomatensoße:*
*1 Dose gehackte Tomaten (netto 400 g),*
*1 Prise Zucker,*
*2 El Sahne,*
*Butterflöckchen,*
*2 El geriebener Emmentaler.*

Auberginen ungeschält der Länge nach halbieren, auf ein gefettetes Blech legen und ca. 8 Minuten im vorgeheizten Backofen dünsten.
E.-Herd 200° C / G.-Herd Stufe 3.
Das Fruchtfleisch mit einem Löffel herausschälen – die Haut nicht verletzen. Auberginenfleisch hacken, ebenso die Zwiebeln. Beides mit den Kräutern im heißen Olivenöl kurz durchbraten. Mit Reis, verquirlten Eiern, Käse, Pfeffer und Salz und wenig Tomatensoße (gehackte Tomaten mit etwas Zucker und Sahne vermischen und erhitzen) vermischen. In die Auberginenhälften füllen. Diese in eine gefettete Auflaufform legen, Butterflöckchen aufsetzen, Käse darüberstreuen und die restliche Tomatensoße zugießen. Ca. 15 Minuten (Temperatur wie oben) überbacken.

# Auberginen mit Reis, überbacken

*E 24 g,   F 32 g,   Kh 80 g,   Kcal 714 / KJ 2998*

*Zutaten für 2 Portionen:*

*200 g Auberginen, Salz,*
*80 g Reis, parboiled, gekocht,*
*10 g Kaltpreßöl (1 El),*
*4 Tomaten, in Scheiben, 2 Eier,*
*1 Tasse Buttermilch, 1 Prise Salz,*
*1/2 Tl Provenzalische Kräuter.*

Die Auberginen schälen, in Scheiben schneiden und eingesalzen durchziehen lassen. Inzwischen den Reis kochen. Eine feuerfeste Form mit Öl ausstreichen, die in Scheiben geschnittenen Auberginen auf dem Boden der Form gleichmäßig verteilen, darüber eine Lage Reis geben, nochmals eine Lage Auberginen und wiederum eine Lage Reis, mit Tomatenscheiben abdecken. Die Eier mit der Buttermilch verrühren. Mit zwischen den Fingern zerriebenen Provence-Kräutern würzen und über den Auflauf gießen.
Im vorgeheizten Backofen 25–30 Minuten (E.-Herd 200° C / G.-Herd Stufe 3) überbacken lassen.

# Balkan-Eintopf mit Reis

*E 13 g,   F 31 g,   Kh 114 g,   Kcal 793 / KJ 3330*

*Zutaten für 2 Portionen:*

*100 g Paprikaschoten, 100 g Tomaten,*
*150 g Auberginen, 2 El Zwiebelwürfel,*
*2 Knoblauchzehen, püriert,*
*3 El Kaltpreßöl, 1 Tasse Rundkornreis,*
*2 Tassen Gemüsebrühe Vitam oder Cenovis,*
*1 El Paprika edelsüß,*
*1 Tl Kurkuma (Gelbwurzel).*

Paprikaschoten halbieren, von Kernen und Scheidewänden befreien, Tomaten häuten und entkernen, Aubergine schälen und kleinschneiden. Die zerkleinerten Gemüse mit Zwiebelwürfel und Knoblauch im heißen Öl unter Rühren andünsten, mit der heißen Gemüsebrühe ablöschen. Reis in die kochende Brühe geben und bei verminderter Hitzezufuhr garen, ohne umzurühren. Gewürze mitkochen oder nachträglich zufügen.

Für größere Portionen können verschiedene Paprikasorten (gelb, grün und rot) gemischt werden!

# Broccoli mit Eiern im Reisrand

*E 53 g,   F 45 g,   Kh 187 g,   Kcal 1357 / KJ 5693*
*Nährwert für 2 Portionen: Kcal 678 / KJ 2846*

*Zutaten für 4 Portionen:*

*750 g Broccoli-Röschen,*
*2 El Schnittlauchröllchen,*
*3 El Kaltpreßöl, 2 El Wasser,*
*1 El Essig, 1 El Kräutersenf,*
*$^1$/$_2$ Tl Honig,*
*2 Eier, hartgekocht,*
*$1^1$/$_2$ Tassen Reis, parboiled,*
*3 Tassen Wasser,*
*1 Tl Vitam-R-Hefebrühe.*
*2 Tomaten, enthäutet, geviertelt.*

Broccoli in wenig Wasser (bedeckt) 15 Minuten kochen, abtropfen lassen. (Im Gemüseeinsatz des Schnellkochtopfs ca. 4–5 Minuten.) Schnittlauch, Öl, Wasser, Essig, Senf und Honig zur Soße verrühren.

Die grobgehackten Eier dazugeben. Reis körnig kochen. Reisring, siehe Seite 25, daraus formen. Das Gemüse in die Mitte geben, Soße darüber verteilen, mit den Tomatenvierteln garnieren.

Broccoli ist 30mal so karotinreich wie Blumenkohl!

Abbildung auf dem Titel.

# Broccoli mit Sahne im Reisrand

*E 30 g,   F 14 g,   Kh 39 g,   Kcal 406 / KJ 1715*
*Nährwert für 2 Portionen: Kcal 203 / KJ 857*

*Zutaten für 4 Portionen:*

*Reisrand siehe Seite 25,*
*750 g Broccoli,*
*Salz,*
*1/8 l saure Sahne,*
*2 El Tomatenmark,*
*2 Tl Kapern, gehackt,*
*Salz,*
*1/4 Tl getrocknetes Basilikum.*

Broccoli putzen (verholzte Stiele entfernen), in wenig leicht gesalzenem Wasser ca. 15 Min. garen, abtropfen und erkalten lassen (Kochwasser für eine Suppe verwenden). Saure Sahne mit Tomatenmark, gehackten Kapern, Salz und Basilikum vermischen und über die im Reisrand angerichteten Broccoli gießen.

# Bunter Reisring

*E 27 g,   F 49 g,   Kh 149 g,   Kcal 1160 / KJ 4872*

*Zutaten für 2 Portionen:*

*1 Tasse Reis, parboiled,*
*2 Tassen Wasser oder pflanzliche Brühe,*
*250 g Karotten,*
*250 g Erbsen.*
*30 g Butter,*
*250 g Tomaten,*
*1 Tl Kaltpreßöl.*

Reis kochen, gewürfelte Karotten und Erbsen in Butter gardünsten. Tomaten häuten, würfeln. Alles unter den heißen Reis mischen. Eine Ringform mit Öl auspinseln, den Reis hineindrücken, dann den Ring stürzen.

# Gurke mit Reisfüllung

*E 4,7 g,    F 30,9 g,    Kh 28 g,    Kcal 418 / KJ 1755*

*Zutaten für 2 Portionen:*

*1 mittelgroße Salatgurke,*
*Zur Füllung:*
*1 El Kaltpreßöl,*
*1 El Tomatenmark,*
*1 Tasse Reis, gekocht,*
*2 Tl Kaltpreßöl,*
*1 El Kapern,*
*1 El Zwiebelwürfel,*
*1 Tomate, enthäutet, zerkleinert,*
*1–2 El Gemüsebrühe,*
*grüne Pfefferkörner,*
*etwas geriebener Käse.*

Gurke dünn abschälen, der Länge nach halbieren, vorsichtig mit einem Löffel Kerne und Mark ausschaben: Kerne nicht wegwerfen, Wertstoffträger! Tomatenmark in das erhitzte Öl geben, verrühren, Reis dazufüllen und alles verrühren, bis die Reiskörner glänzen. Mit Gurkenstückchen und Kapern vermischen, die Gurkenhälften füllen. Zwiebelwürfel lichtgelb andünsten, die zerkleinerte Tomate dazugeben, mit etwas Brühe verrühren. Gurkenhälften einsetzen, einige Pfefferkörner in die Soße legen, zugedeckt gardünsten. Kurz vor dem Garwerden mit dem geriebenen Käse bestreuen, zugedeckt schmelzen lassen.

# Kräuterreis

*E 11 g,   F 21 g,   Kh 102 g,   Kcal 636 / KJ 2667*

*Zutaten für 2 Portionen:*

*1 Tasse Reis, parboiled,*
*2 Tassen Wasser,*
*2 El Kaltpreßöl,*
*1 El Zwiebelwürfel,*
*1 Tl Vitam klare Hefebrühe,*
*2–3 El gehackte Kräuter.*

Den Reis nach Grundrezept zubereiten. Zwiebeln lichtgelb rösten, würzen. Kräutermischung im heißen Öl unter Rühren kurz durchdünsten und mit dem Reis mischen.
Die Kräutermischung kann nach Jahreszeit beliebig verändert werden: Zitronenmelisse, Sauerampfer und Pimpinelle oder Schnittlauch, Petersilie und wenig Liebstöckel oder einmal nur Kerbel oder winterharter Thymian (schmeckt zu südlichen Gerichten).


# Kürbis-Reis-Gemüse

*E 4 g,   F 15 g,   Kh 12 g,   Kcal 440 / KJ 1848*

*Zutaten für 2 Portionen:*

*1 El Kaltpreßöl,*
*1 El Zwiebelwürfel,*
*30 g Reis,*
*1/2 Tl Currypuder,*
*150 g Kürbisfleisch, gewürfelt,*
*50 g Tomaten, enthäutet,*
*100 g Paprikaschoten, grün oder rot,*
*1/4 l heißes Wasser,*
*1/2 Tl gekörnte Neuform-Brühe.*

Im heißen Öl die Zwiebel hellgelb anrösten, den gewaschenen abgetropften Reis darin kurz umrühren. Mit Curry bestäuben, sofort das vorbereitete gesamte Gemüse dazugeben und kurze Zeit zugedeckt im eigenen Saft dünsten lassen. Dann das heiße Wasser mit der gekörnten Brühe vermischen und zum Reis gießen. Wenn der Reis körnig geworden ist, ist das Gericht fertig.

Kürbisgemüse ist besonders wertvoll bei hohem Blutdruck oder bei Wasseransammlungen im Körper! Muß dann allerdings *ohne* Kochsalz oder Brühe zubereitet werden.

# Paprika-Reis

*E 4 g,    F 21 g,    Kh 33 g,    Kcal 443 / KJ 1860*

*Zutaten für 2 Portionen:*

*100 g Paprikaschote rot,*
*1 El Zwiebelwürfel,*
*2 El Kaltpreßöl,*
*2 Tassen Gemüsebrühe,*
*1 Tasse Naturreis,*
*1 Tl Currypulver.*

Paprikaschote von den scharfen Kernen und inneren Rippen befreien, der Länge nach in etwa 2 cm breite Streifen schneiden, diese quer in etwa knapp 1/2 cm breite Streifen aufteilen, mit den Zwiebelwürfeln im heißen Öl andünsten, dann die heiße Gemüsebrühe aufgießen, zum Kochen bringen, Reis einrühren, 2–3 Minuten sprudelnd kochen lassen, dann zugedeckt bei schwacher Hitze ausquellen lassen. Currypulver kann zur Hälfte mitgekocht werden, um die Gelbfärbung des Reises zu vertiefen; vor dem Servieren restlichen Curry daruntermischen. Diese Reismischung oder Reste davon lassen sich gut mit gekochtem Obst mischen. Nach Belieben können grüne, gelbe u. rote Schoten gemischt verwendet werden. Am vitaminreichsten sind die roten.

# Spargel-Reis

E 19 g,  F 27 g,  Kh 105 g,  Kcal 759 / KJ 3188

*Zutaten für 2 Portionen:*

*250 g frischer Spargel,*
*1 Msp. Salz, 1 Tasse Reis,*
*1 Tasse Wasser,*
*1 Tasse Spargelkochwasser,*
*2 Eigelb,*
*6 El Milch,*
*1 Msp. Muskatblüte,*
*20 g Butter oder Vitaquell.*

Den geschälten Spargel in 3 cm lange Stücke schneiden und in wenig Salzwasser weichkochen. Abgegossenes Spargelwasser mit soviel frischem Wasser auffüllen, daß die benötigten 2 Tassen Flüssigkeit für den Reis entstehen, Reis nach Grundrezept kochen. Eigelb und Milch miteinander verquirlen, zusammen mit dem Spargel unter den Reis heben, mit Muskatblüte würzen und in der zerlassenen Butter das Gericht wieder erwärmen.

# Tomaten mit Reisfüllung

E 10 g,  F 36 g,  Kh 110 g,  Kcal 775 / KJ 3255
*Nährwert für 2 Portionen: Kcal 387 / KJ 1627*

*Zutaten für 4 Portionen:*

*4 große Fleischtomaten,*
*2 Tassen fein gehackte Zwiebeln,*
*1 Knoblauchzehe (nach Belieben),*
*2 El Kaltpreßöl,*
*2 El Zitronensaft,*
*1 El gehackte Petersilie,*
*1 Tl gehacktes Basilikum,*
*1 Tasse gekochter Reis, parboiled,*
*Pfeffer, Salz, 2 El Mayonnaise.*

Von den Tomaten eine Kappe abschneiden. Die Früchte mit einem Löffel aushöhlen, salzen und umgestürzt abtropfen lassen. Die Zwiebeln (und nach Belieben eine fein gehackte Knoblauchzehe) im Öl glasig dünsten, noch heiß mit Zitronensaft, Petersilie, Basilikum, dem Reis, Pfeffer und wenig Salz vermischen. Diese Masse in die ausgehöhlten Tomaten füllen.

Die Kappen mit Mayonnaisetupfen verzieren und draufsetzen. Kühl stellen.

# Zwiebelreis, indonesisch

*E 7 g,    F 30 g,    Kh 32 g,     Kcal 435 / KJ 1827*

*Zutaten für 2 Portionen:*

*20 g Butter,*
*2 Eier,*
*etwas Wasser,*
*2 Zwiebeln, gehackt,*
*2 Knoblauchzehen, fein gehackt,*
*2 El Kaltpreßöl,*
*2 Tassen gekochter Reis, Kurzkorn,*
*2 Frühlingszwiebeln mit Grün,*
*1 El helle Sojasauce,*
*1 Stück Salatgurke.*

Eier mit wenig Wasser verquirlen, in der Butter daraus ein Omelette braten. Abkühlen lassen und in Streifen schneiden.

Zwiebeln und Knoblauch in Öl anbraten, gekochten Reis zugeben und gut warm werden lassen. Frühlingszwiebeln in schräge Stücke schneiden, kurz mitrühren und mit Sojasauce würzen. Den Reis auf eine vorgewärmte Platte geben und mit Omelettestreifen und Gurkenscheiben umlegen.

Die Indonesier verwenden Kurzkornreis, den sie mit etwas Salz zuerst stark kochen, dann auf kleiner Flamme in ca. 15 Minuten gardämpfen.

# Gemüsereis, chinesisch

*E 20 g, F 22 g, Kh 131 g, Kcal 854 / KJ 3579*

*Zutaten für 2 Portionen:*

*1 Tasse Reis, parboiled,*
*2 Tassen Wasser,*
*50 g getrocknete Pilze, 20 Minuten eingeweicht,*
*1/2 Stange Lauch, scheibeln,*
*1 kleine Stange Bleichsellerie, scheibeln,*
*80 g grüne Bohnen, scheibeln,*
*40 g gewaschene Bohnensprossen,*
*80 g grob geraffelte Möhren,*
*80 g Bambusschößlinge,*
*1 El Kaltpreßöl,*
*1 Knoblauchzehe, fein gerieben,*
*1 Frühlingszwiebel, fein gehackt,*
*etwas Sojasoße,*
*Salz nach Bedarf.*

Reis am Tag vorher kochen, ausbreiten, damit er ganz trocken wird, abgekühlt im Kühlschrank aufbewahren.
Öl in einer großen Pfanne erhitzen, Knoblauch 1/2 Minute darin verrühren, Gemüse dazugeben, bei starker Hitze 3 Minuten rühren, Bohnensprossen und Bambusschößlinge beifügen. Den Reis unterheben und erhitzen. Zwiebeln dazugeben, mit Sojasoße (und eventuell etwas Pilzwasser) mischen. Nach Bedarf mit Salz abschmecken.

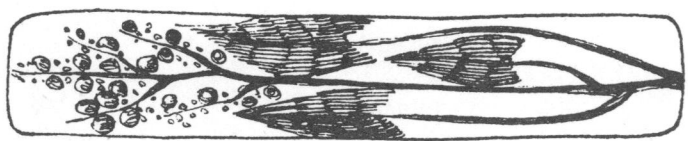

# Chinesischer Reis, pfannengerührt

*E 3 g,   F 30 g,   Kh 57 g,   Kcal 519 / KJ 2180*

*Zutaten für 2 Portionen:*

*2 Tassen gekochter Reis,*
*2 El Erdnußöl,*
*1 Tl Sesamöl,*
*2 Zwiebeln, fein gehackt,*
*2 Knoblauchzehen, püriert,*
*1 Stückchen frischer Ingwer, gehackt,*
*oder 1 Tl Ingwerpulver,*
*1 El helle Sojasauce.*
*Zur Garnitur:*
*1–2 Frühlingszwiebeln (ca. 50 g),*
*1–2 Möhren, grob geraffelt.*

In der chinesischen Küche wird Kurzkorn- oder Rundkorn-reis verwendet. Auf eine Tasse Reis kommen 1$\frac{1}{2}$ Tassen Wasser. Reis mit Wasser zum Kochen bringen, 1–2 Minuten sprudelnd kochen, dann bei Mittelhitze so lange weiterko-chen, bis sich Löcher auf der Oberfläche gebildet haben. Deckel auflegen und 10 Minuten bei niedrigster Hitzezufuhr ziehen lassen. Die Hitze abschalten und nochmals 10 Minu-ten ausquellen lassen.

Den Reis zweckmäßigerweise am Tag zuvor kochen. In ei-nem Wok (oder einer großen Pfanne) das Erdnußöl mit dem Sesamöl erhitzen, die zerkleinerten Gemüse einrühren und mit Sojasauce abrunden. Noch etwa 3 Minuten Pfannenrüh-ren, den Reis unterheben und heiß werden lassen. Früh-lingszwiebeln in schräge Scheiben schneiden und mit den Möhrenraspeln in separaten Schüsselchen zum Reis stellen.

# »Djuvec-Reis«

*E 13 g,    F 32 g,    Kh 138 g,    Kcal 902 / KJ 3788*

---

*Zutaten für 2 Portionen:*

*3 El Kaltpreßöl,*
*3 El Zwiebelwürfel,*
*1 Tasse Rundkornreis,*
*1 rote Paprikaschote, ca. 150 g,*
*4 Tomaten, 200 g,*
*1 kleine Zucchini, 200 g,*
*1 Stück Aubergine, 150 g,*
*1 El Delikateß-Paprika,*
*1 Tl Pfeffer,*
*4 Tassen Vitam-R-Brühe.*

Zwiebeln mit dem Reis im Öl unter ständigem Rühren licht-gelb anrösten. Die entkernte Paprikaschote in feine Streifen schneiden, die Tomaten und Zucchini in Scheiben und die Aubergine in Würfel geschnitten dazugeben und weiter leicht andünsten. Paprika darüber streuen, pfeffern, mit der heißen Gemüsebrühe übergießen, durchmischen, kurz auf-kochen, danach zugedeckt gardünsten lassen. Die Mischung soll feucht bleiben, so daß sich Reis und Gemüse locker darin verteilen. Wer es schärfer verträgt, kann noch eine Pe-peroni mitdünsten.

# Reis mit Frühlingszwiebeln

*E 3 g,    F 10 g,    Kh 30 g,    Kcal 226 / KJ 930*

---

*Zutaten für 2 Portionen:*

*1 El Kaltpreßöl,*
*125 g gekochter Reis,*
*1 Tl chinesische Sojasauce, vermischt mit*
*1 Tl Wasser,*
*2 kleine Frühlingszwiebeln in*
*schräge Scheiben geschnitten.*

Öl sehr schnell erhitzen, den Reis hineingeben und so lange rühren, bis alle Körner auseinanderfallen. Die Soße darüberträufeln und gleichmäßig unterheben. Die Zwiebelringe zugeben und bei starker Hitze locker durchmischen. Als Beilagen kann man gekochte Eier oder gedünsteten Lauch, Gemüse wie Pilze, Sellerie, grüne Bohnen, Möhren dazureichen und erhält so eine vollkommene Mahlzeit.

# Reis-Spargelsülze

*E 29 g, F 12 g, Kh 58 g, Kcal 464 / KJ 1949*

*Zutaten für 2 Portionen:*

*200 g Spargel, frisch oder aus der Dose,*
*4 El Zitronensaft,*
*2 El Weinessig,*
*1 Tl Currypulver,*
*1 Tl Honig,*
*abgeriebene Schale von $^1/_2$ Zitrone,*
*6 Blatt Gelatine, weiß,*
*1 Tasse Reis, gekocht,*
*2 hartgekochte Eier.*

Spargelstücke nicht zu weich kochen, abtropfen lassen. Kochwasser (Dosenwasser) auf $^3/_8$ l mit Wasser auffüllen, kurz aufkochen. Zitronensaft, Essig und Gewürze dazugeben, abschmecken. Die eingeweichte, abgetropfte Gelatine unter Rühren darin auflösen.
2 tiefe Teller mit der Sülze dünn ausgießen, kalt stellen. Nach dem Erstarren eine Schicht Reis, darauf Spargel und Eischeiben legen. Eine dünne Schicht Sülze darübergeben, erstarren lassen. Rest des Reises darüber verteilen, mit Sülzflüssigkeit bedecken. Eierreste klein hacken, mit der Sülzbrühe vermischen, restlichen Spargel dazugeben und alles gleichmäßig verteilen.
Statt Spargel können auch Palmenherzen oder Schwarzwurzelgemüse verwendet werden.

# Reis mit Maiskölbchen, Zuckererbsen und Gurke

*E 13 g,   F 21 g,   Kh 10 g,   Kcal 711 / KJ 2986*

*Zutaten für 2 Portionen:*

*1 kleine Dose Maiskölbchen,*
*120 g Zuckererbsen,*
*¹/₂ Salatgurke, ca. 200 g,*
*2 El Kaltpreßöl,*
*1 kleine Knoblauchzehe, püriert,*
*1 Msp. Ingwerpulver,*
*6 El Reis, gekocht.*

Die Maiskölbchen abgießen, Zuckererbsen aus den Schoten lösen, geschälte Gurke in dünne Scheiben schneiden. Öl erhitzen, Knoblauch und Ingwer dazugeben, einmal durchrühren. Reis, Mais und Erbsen zugeben, bei starker Hitze durchrühren, zum Schluß die Gurkenscheiben unterrühren.

# Spinatreis

*E 15 g,   F 37 g,   Kh 101 g,   Kcal 780 / KJ 3278*

*Zutaten für 2 Portionen:*

*1 Tasse Reis,*
*2 Tassen Wasser,*
*1 kleines Paket Tiefkühlspinat (ca. 200 g),*
*30 g Butter,*
*2 El saure Sahne,*
*etwas Muskat, Salz.*

Reis nach Grundrezept (Seite 24) zubereiten, den Spinat nach Vorschrift kurz kochen. Diesen mit der Sahne, Butter und Muskat abschmecken und unter den heißen Reis mischen. Nicht mehr aufkochen!

# Risotto mit grünen Erbsen

*E 34 g,   F 29 g,   Kh 116 g,   Kcal 803 / KJ 3370*

*Zutaten für 2 Portionen:*

*2 El Kaltpreßöl, 1 El Zwiebelwürfel,*
*1 Tasse Rundkornreis,*
*2 Tassen heiße Gemüsebrühe,*
*1 kleine Dose grüne Erbsen,*
*(Einwaage ca. 80 g),*
*4 El gehackte Petersilie,*
*30 g frisch geriebener Parmesan.*

Im heißen Öl die Zwiebelwürfel lichtgelb anbraten, den Reis zugeben, kurz anrösten und mit der Brühe aufgießen. Reis auf kleiner Flamme ausquellen lassen. Kurz vor Ende der Garzeit die Erbsen zugeben und die Petersilie untermischen. Mit frisch geriebenem Parmesan servieren.

# Risotto, römisch

*E 21 g,   F 30 g,   Kh 110 g,   Kcal 741 / KJ 3109*

*Zutaten für 2 Portionen:*

*2 El Kaltpreßöl, 1 El Zwiebelwürfel,*
*1 Tasse Rundkornreis,*
*2 Tassen heiße Gemüsebrühe,*
*1 El Tomatenmark oder*
*2 Tomaten, püriert,*
*2 El Rot- oder Weißwein,*
*30 g Parmesankäse.*

Risotto nach Grundrezept (Seite 26) zubereiten, den angerösteten Reis mit Tomatenmark und Wein verrühren, ausquellen lassen, bis der Reis fast trocken ist. Bei Tisch mit Parmesan bestreuen. Der Alkohol des Weines verflüchtigt sich beim Kochen, da Alkohol schon bei 70° C verdampft. Er wirkt also nur als Gewürz.

# Reisauflauf, pikant

*E 29 g,   F 50 g,   Kh 125 g,   Kcal 1031 / KJ 4330*

*Zutaten für 2 Portionen:*

*20 g Butter, 1 El Zwiebelwürfel,*
*1 kleine Möhre,*
*etwas Sellerie, geraspelt,*
*Petersilie, gewiegt, 50 g Pilze, gehackt,*
*1 El Tomatenmark, vermischt mit 1 El Wasser,*
*oder 3 frische Tomaten, püriert,*
*Risotto (Grundrezept), Seite 25, 2 Eier.*

In der heißen Butter Zwiebel, Gemüse und Pilze andünsten, verdünntes Tomatenmark zugeben. Soße leise ca. 30 Minuten kochen.
Risotto mit der durchgesiebten Soße verrühren, erkalten lassen, verquirlte Eier untermengen.
In eine ausgebröselte Form füllen und ca. 20 Minuten bakken. Mit Tomatensoße servieren.
E.-Herd 180–200° C / G.-Herd Stufe 2–3.

# Reis mit Linsen, gewürzt

*(Indien u. Pakistan)*

*E 21 g,   F 56 g,   Kh 145 g,   Kcal 4973 / KJ 20886*

*Zutaten für 2 Portionen:*

*1 Tasse Langkornreis, parboiled,*
*2$^1$/$_2$ Tassen Wasser,*
*$^1$/$_2$ Tl Salz,*
*$^3$/$_4$ Tasse Linsen, gut abgetropft (Dose),*
*12 El Mexican Relish (Kraft),*
*1 mittelgroße weiße Zwiebel, 60 g Butter.*

Reis nach Grundrezept kochen, mit einer Gabel auflockern, Linsen dazugeben und das Relish (Gurken, Obstessig, Tomatenmark, Pimientos, Mangopulpe, Trockenzwiebeln,

60

Salz, Gewürze, Senfkörner, Zucker) daruntermischen. Die in feine Ringe geschnittene Zwiebel in der heißen Butter goldgelb anrösten (laufend rühren) und mit dem Reis-Linsengericht vermischen. Im Ursprungsland wird das Gericht mit einer Gewürzmischung »Masala« zubereitet.

Masala wird als Paste oder Trockengewürz verwendet, manchmal werden die Würzmischungen auch kombiniert. Die Paste besteht aus: roten Chilischoten (getrocknet und entkernt), heißem Wasser, grünen frischen Chili- oder Pfefferschoten, ebenfalls entkernt, frischem gehackten Ingwer, sehr viel gehacktem Knoblauch, frischen Minzeblättchen und Koriandergrün. Alle Zutaten werden im Mixer püriert. Die trockene Mischung kann leichter hergestellt werden: Koriander, Kreuzkümmel, Kurkuma, Zimt, Kardamom, schwarzer Pfeffer, Nelken, Bockshornklee (alle gemahlen) und zerdrückte Senfsamen. Die Zubereitung lohnt sich nur bei größeren Mengen – sonst ist sie zu arbeitsintensiv!

# Reis-Sojagulasch, Szegediner Art

*E 25 g,   F 30 g,   Kh 77 g,   Kcal 699 / KJ 2936*

*Zutaten für 2 Portionen:*

*2 Zwiebeln (200 g), 3 El Kaltpreßöl,*
*Rosenpaprika, Kümmel, Hefewürze,*
*100 g Sojakost (Sojafleischwürfel),*
*500 g Sauerkraut,*
*1/2 Becher Kefir,*
*1 Tasse Reis, gekocht.*

Zwiebeln feinhacken, in etwas Öl andünsten, Paprika und Kümmel (nicht zu knapp) dazugeben. 5 Minuten dünsten. Das Sojafleisch mit Hefewürze bestreuen, beimischen, nochmals 5 Minuten garen.

Sauerkraut mit etwas Öl 10 Minuten kochen, mit dem Gulasch locker vermischen, Kefir unterziehen.

Dieses Gericht schmeckt gut zu Reis-Perlen.

# Käse-Tomaten-Reis

*E 28 g, F 43 g, Kh 113 g, Kcal 947 / KJ 3963*

*Zutaten für 2 Portionen:*

*1 Tasse Reis, parboiled,*
*2 Tassen Wasser, 2 El Öl,*
*1/2 Knoblauchzehe, püriert,*
*1 Tube Tomatenspread (Reformhaus),*
*2 El frisch geriebener Parmesan.*

Reis nach Grundrezept zubereiten, noch etwas feucht aus dem Topf nehmen, Öl erhitzen und den Reis mit dem Knoblauchpüree kurz im Öl umrühren – er darf nicht ganz trocken werden, da sonst der Knoblauch schwarz wird. Tomatenspread mit etwas Wasser verflüssigen und unter den Reis rühren. Mit Parmesan vermischen.

# Reis-Soja-Topf

*E 26 g, F 52 g, Kh 139 g, Kcal 1143 / KJ 4800*

*Zutaten für 2 Portionen:*

*100 g Möhren,*
*100 g Blumenkohl oder Broccoli,*
*100 g Lauch,*
*50 g grüne Bohnen,*
*50 g Wachsbohnen,*
*100 g Paprika,*
*100 g Zwiebeln, feingehackt,*
*100 g Soja-Kost (Sojafleischwürfel),*
*Hefewürze,*
*40 g Kaltpreßöl,*
*Thymian, Bohnenkraut,*
*1 1/2 Tassen Reis*
*3 Tassen Cenovis-Gemüsebrühe,*
*Petersilie, feingehackt.*

Gemüse putzen, in nicht zu große Stücke schneiden.
Soja-Kost (Sojafleischwürfel) nach Grundrezept (siehe Packung) zubereiten. Dieses und einen Teil der Zwiebeln mit etwas Hefewürze bestreuen, im Öl leicht andünsten. Gemüse, Thymian und Bohnenkraut dazugeben, kurz mitdünsten.
Reis ca. 10 Minuten in der Gemüsebrühe kochen, dann über das Gemüse gießen und alles ca. 10–15 Minuten gardünsten. Vor dem Servieren die restliche Zwiebel und Petersilie dazugeben.

# Paprika mit Soja-Reisfüllung

*E 34 g,   F 39 g,   KH 91 g,   Kcal 870 / KJ 3638*
*Nährwert für 2 Portionen: Kcal 435 / KJ 1819*

*Zutaten für 4 Portionen:*

*4 Paprikaschoten*
*50 g Soja-Kost (Hackfleischart)*
*1 Tasse Gemüsebrühe, pflanzlich,*
*1 Bund Petersilie, gehackt,*
*1 Tasse Reis, gekocht,*
*1 Ei,*
*3 EL Kaltpreßöl,*
*1 Zwiebel, gewürfelt,*
*500 g Tomaten, enthäutet oder*
*1/2 Dose Tomaten,*
*geschält (400 g-Dose),*
*etwas Salz, Pfeffer, Zucker.*

Sojamischung mit heißer Gemüsebrühe übergießen und 15 Minuten quellen lassen.
Gehackte Petersilie, Reis und Ei untermischen. Diese Mischung in die vorbereiteten Paprikaschoten (Deckel abschneiden, Kerne und Scheidewände entfernen) füllen.
Zwiebeln in Öl andünsten, gefüllte Paprikaschoten und Tomaten dazugeben und langsam weichdünsten. Soße mit Salz und Pfeffer und einer Prise Zucker abschmecken.
Man kann die Paprikaschoten auch im Backofen in einer feuerfesten Form mit Alufolie bedeckt garen.

# Käse-Reisauflauf

*E 48 g,   F 50 g,   Kh 137 g,   Kcal 1205 / KJ 5061*

*Zutaten für 2 Portionen:*

*1 Tasse Wasser,*
*1 Tasse Milch,*
*1 El Butter,*
*1 Tl Salz,*
*1 Tasse Rundkornreis,*
*100 g Emmentaler-Käse, gerieben,*
*2 El Zwiebelwürfel,*
*3 Eier, getrennt,*
*6 El Mais (Dose),*
*1 Tl Pfeffer, Paprika, Muskat,*
*30 g Butter oder Margarine.*

Wasser und Milch mit Butter und Salz zum Kochen bringen, Reis darin ausquellen und abkühlen lassen. In die Reismasse 2/3 des Käses, leicht geröstete Zwiebelwürfel, Eigelb, Mais und die Gewürze mischen. Eiweiß schlagen, den Eischnee unterheben. In eine gut ausgefettete Auflaufform füllen, restlichen Käse und Butterflöckchen darüber verteilen. 30 Minuten bei mittlerer Hitze backen.
E.-Herd 175–200° C / G.-Herd Stufe 2–3.

# Käse-Reisauflauf mit Tomaten

*E 19 g,   F 47 g,   Kh 107 g,   Kcal 941 / KJ 3952*

*Zutaten für 2 Portionen:*

*1 Zwiebel,*
*20 g Margarine,*
*2 Tassen Wasser,*
*1 Tasse Reis, parboiled,*
*1 El Vitam-Gemüsebrühe,*

*6 Tomaten,*
*2 Ecken Schmelzkäse,*
*1 El Milch, 2 Eiweiß,*
*20 g Margarine,*
*1 El Vitasan.*

Zwiebel kleinhacken, in der Margarine dünsten und mit Wasser auffüllen, Reis dazugeben, mit Gemüsebrühe würzen und ca. 20 Minuten kochen lassen. Von den Tomaten die Deckelchen abschneiden, aushöhlen, Käse mit Milch glattrühren, Eiweiß schlagen und unterheben. Die Tomaten damit füllen, den Rest unter den Reis heben. In eine gefettete Auflaufform Reis einschichten, Tomaten daraufsetzen, mit Vitasan bestreuen und überbacken. Dazu paßt eine Tomatensoße.

# Zwiebeln mit Käse-Reisfüllung

*E 47 g,   F 67 g,   Kh 27 g,   Kcal 899 / KJ 3779*

*Zutaten für 2 Portionen:*

*2 Gemüsezwiebeln,*
*2 El Essig, Salz.*
*Füllung:*
*25 g geschälte Walnüsse,*
*75 g Reis, gekocht (ca. 3 El),*
*$1/2$ kleines Glas Oliven (ca. 80 g),*
*1 Ei, 125 g geriebener Käse,*
*$1/2$ Tl Thymian,*
*Salz, Streuwürze,*
*$1/2$ Tasse Gemüsebrühe.*

Zwiebeln schälen (Stielansätze dranlassen), in leicht gesalzenem Essigwasser 8 Minuten kochen lassen. Herausnehmen, Deckel abschneiden, Zwiebeln aushöhlen, dabei 3–4 Zwiebelhüllen stehenlassen.
*Füllung:* Walnüsse hacken. Oliven entkernen, in Viertel schneiden. Reis, Walnüsse, Oliven, Ei, Käse, Thymian, Salz und Streuwürze vermischen. Die Zwiebeln damit füllen, Deckel auflegen, in einer feuerfesten Form mit der Gemüsebrühe 40 Minuten schmoren.
E.-Herd 180° C / G.-Herd Stufe 2–3.
Als Soße paßt Tomatensoße dazu.

# Kohlrabi mit Reisfüllung

*E 20 g,    F 44 g,    Kh 112 g,    Kcal 921 / KJ 3868*

*Zutaten für 2 Portionen:*

*4 junge Kohlrabi, 2 El Zwiebelwürfel,*
*2 El Kaltpreßöl,*
*1 Ei,*
*Salz, Muskat,*
*1 Tasse Reis, gekocht,*
*20 g Margarine zum Einfetten,*
*1 El Tomatenmark, 2 Scheiben Schmelzkäse.*

Geschälte Kohlrabi in Gemüsebrühe gar kochen, aushöhlen. Junge Krautblättchen von den Rippen befreien, welke Teile wegwerfen, feinschneiden, in wenig Fett gardünsten, die Zwiebelwürfel lichtgelb rösten. Mit den Blättern, dem verquirlten Ei, Salz, Muskat, dem gehackten Ausgehöhlten und etwas Reis zusammenmischen, in die Kohlrabi füllen. In einen gefetteten, flachen Topf stellen, restlichen Reis und Gemüse darumlegen. Das Tomatenmark mit Kohlrabibrühe und restlichem Öl glattrühren und um die Kohlrabi verteilen. 12 bis 15 Minuten dünsten. Dann die in Dreiecke geschnittenen Käsescheiben auf jede Kohlrabi geben, im Ofen überbacken, bis der Käse schmilzt.

# Reis-Sandwiches

*E 6 g,    F 1 g,    Kh 65 g,    Kcal 289 / KJ 1194*

*Zutaten für 2 Portionen:*

*2 Tassen Reis, gekocht,*
*1 Tl Maisstärke, 1/2 Tl Sojasoße,*
*1/2 Tl Zitronensaft,*
*Salz, Pfeffer, Muskat.*

Unter den gekochten Reis Maisstärke (Mondamin) rühren, abkühlen lassen, dann die übrigen Zutaten gut untermischen.

Mit angefeuchteten Händen kleine Plätzchen aus dieser Masse formen. Diese auf eine leicht eingeölte Platte legen. Auf jedes Plätzchen wahlweise Meerrettich, einen Tupfer Mayonnaise, japanische Mandarinen-Orangen (Dose) oder Sojaspread geben.

# Reiskugeln, gefüllt

*E 18 g,   F 40 g,   Kh 73 g,   Kcal 736 / KJ 3091*

*Zutaten für 2 Portionen:*

*4 Tassen gekochter Rundkornreis,*
*$^1/_2$ Tasse geriebener Käse,*
*Maisflocken, 30 g Öl.*

Einen großen Suppenlöffel halb mit Reis füllen, einen Kaffeelöffel Käse daraufgeben, einen zweiten Suppenlöffel voll Reis darüberpressen.
Die entstandene Kugel in Maisflocken wälzen und in Öl ausbacken.
Statt Käse kann man auch Früchte verwenden.

# Reispfannkuchen

*E 12 g,   F 6 g,   Kh 61 g,   Kcal 355 / KJ 1491*

*Zutaten für 1 Portion:*

*1 Ei, 3 El gekochter Reis (100 g),*
*1 El Mehl,*
*etwas Milch,*
*Gewürze nach Belieben:*
*Rosmarin, Majoran,*
*Oregano, Pfeffer,*
*Muskatnuß, Salz,*
*Butter zum Braten.*

Das Ei mit einer Gabel gut schlagen, mit dem Reis und Mehl und etwas Milch gut vermischen, nach Belieben würzen. Die Reismasse in der Pfanne in Butter braten.

# Süße Gerichte

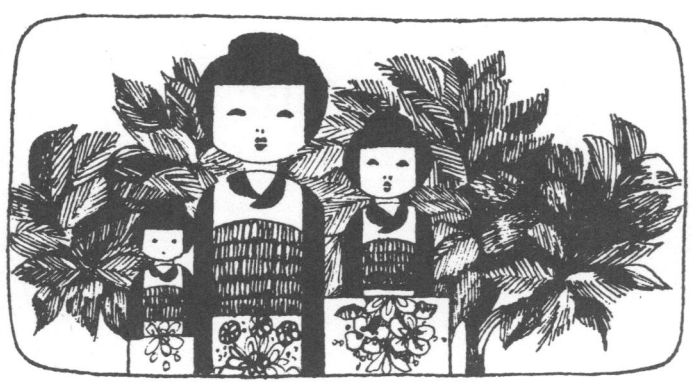

## Apfel-Reisauflauf mit Quark

*E 24 g,   F 35 g,   Kh 116 g,   Kcal 915 / KJ 3843*

*Zutaten für 2 Portionen:*

*1 Tasse Wasserreis, gekocht,*
*4 Tl Honig,*
*2 Eier, getrennt,*
*100 g Quark (20% F.),*
*200 g Äpfel, 20 g Rosinen,*
*20 g Butter oder Margarine, Brösel.*

Honig und Eigelb schaumig rühren, unter den Quark ziehen, mit dem abgekühlten Reis verrühren. Die geschälten, vom Kernhaus befreiten Äpfel in feine Stifte schneiden, mit den kurz eingeweichten Rosinen in die Reis-Quarkmasse arbeiten. Den festen Eischnee unterziehen, alles in eine gefettete, mit Bröseln ausgestreute Backform füllen, mit Butterflöckchen bedecken und in den vorgeheizten Backofen schieben. Goldbraun ausbacken lassen. Warm und kalt zu genießen, nicht zum Abendessen.
E.-Herd 200° C / G.-Herd Stufe 3.

# Kirschreis

*E 9 g, F 31 g, Kh 180 g, Kcal 756 / KJ 3175*

*Zutaten für 4 Portionen:*

*1 Glas Schattenmorellen (Einwaage 200 g),*
*3 El Honig, 1 Msp. Zimt,*
*6–7 El Reisflocken, $^1/_2$ Becher süße Sahne (100 g).*

Den Saft der Kirschen mit Wasser auf insgesamt $^1/_4$ l ergänzen. Mit Honig und Zimt zum Kochen bringen, die Reisflokken hineinrühren. 1 Minute kochen und 5 Minuten ausquellen lassen. Nach dem Abkühlen die Kirschen untermischen und mit der ungeschlagenen, leicht gesüßten Sahne servieren.

# Melonen-Obstsalat im Reisrand

*E 4,5 g, F 13 g, Kh 114 g, Kcal 474 / KJ 1990*
*Nährwert für 2 Portionen: Kcal 237 / KJ 995*

*Zutaten für 4 Portionen:*

*1 Honigmelone, mittelgroß (ca. 600 g),*
*1 kleine Dose Mandarinen (Einwaage ohne Saft, 200 g),*
*2 Bananen (in Scheiben),*
*Saft einer Zitrone,*
*250 g Spargel aus der Dose,*
*Erdnußcrème-Soße (Seite 32).*

Honigmelone halbieren, entkernen, schälen und in ca. 1 × 1 cm große Würfel schneiden. Bananenscheiben sofort mit Zitronensaft beträufeln, damit sie nicht braun werden. Spargelstangen in 3 cm lange Stücke schneiden.
Alle Zutaten locker mit Erdnußcrème mischen. Kühlgestellt eine Stunde durchziehen lassen. Im Reisrand (Seite 25) anrichten.

# Maronireis

*E 11 g,    F 12 g,    Kh 140 g,    Kcal 723 / KJ 3036*

*Zutaten für 2 Portionen:*

*1 Tasse Rundkornreis,*
*2 Tassen Gemüsebrühe,*
*1/4 Tasse Maronen-(Eßkastanien)-Püree,*
*1 El Kaltpreßöl.*

Reis in Gemüsebrühe garkochen, das Maronenpüree und
Öl beifügen. Nach Geschmack kann der Reis mit gesüßtem
Maronen-Püree aus der Dose zubereitet werden, der Reis
sollte dann allerdings nur mit Wasser gekocht werden.
Muß nicht auf die Linie geachtet werden und ist der Esser
gesund, reicht man zum Maronireis leicht geschlagene unge-
süßte Sahne.


# Reispudding mit Früchten

*E 11 g,    F 8 g,    Kh 75 g,    Kcal 427 / KJ 1793*

*Zutaten für 2 Portionen:*

*1 Tasse Rundkornreis, gekocht,*
*1/2 Tasse Milch,*
*1 Ei, getrennt,*
*2 Tl Fruchtzucker,*
*1 kleine Dose »Frucht-Cocktail« (Einwaage ca. 130 g*
*in Sirup),*
*1/2 Tl Zimt,*
*1/8 l abgetropfter Fruchtsaft,*
*1 El Agar-Agar.*

Den gekochten Reis unter Rühren mit der Milch erwärmen.
Eigelb mit dem Fruchtzucker schaumig schlagen und unterziehen. Die abgetropften Früchte aus der Dose unter Wei-
terrühren zusammen mit dem Zimt einrühren und das
Ganze auf 60° C erwärmen, vom Feuer ziehen. Agar-Agar

mit dem Fruchtsaft glattrühren. Falls die Flüssigkeit nicht reicht, etwas Wasser zugeben und unter die Reis-Früchte-masse rühren. Nachdem die Masse etwas abgekühlt ist, den steifen Eischnee vorsichtig unterheben, in kalt ausgespülte Schälchen füllen und in den Kühlschrank stellen. Der Reis bleibt körnig, aber gebunden. Empfindliche Magen-Darm-u. Leber-Galle-Patienten sollten lieber den Pudding lau-warm essen. Nach Belieben mit Milch oder Fruchtsaft über-gießen.

# Reisauflauf mit Früchten, überbacken

*E 23 g, F 47 g, Kh 186 g, Kcal 1274 / KJ 5346*
*Nährwert für zwei Portionen: Kcal 637 / KJ 2673*

*Zutaten für 4 Portionen:*

*1 Tasse Rundkornreis,*
*1$^1$/$_2$ Tassen Wasser,*
*$^1$/$_2$ Tasse Milch, 1,5% Fett,*
*1 Prise Salz,*
*125 g Zwetschgen, zerkleinert,*
*125 g Aprikosen, halbiert,*
*1 Apfel, geschält, gestiftelt,*
*1 El Mandeln, gemahlen,*
*$^1$/$_2$ Tl abgeriebene Zitrone, ungespritzt,*
*50 g Honig,*
*2 Eigelb,*
*2 Eiweiß,*
*20 g Öl.*

Reis ins kochende Wasser geben, umrühren, leise kochen lassen. Sobald das Wasser verdunstet ist, die Milch, Obstzu-taten und Honig zugeben, zugedeckt ausquellen lassen. Eigelb schaumig rühren, Eiweiß steifschlagen und sorgfältig unter den abgekühlten Reis ziehen. In einer ausgefetteten feuerfesten Form 40 Minuten backen.
E.-Herd 180° C / G.-Herd Stufe 2–3.

# Orangen-Reis

*E 16 g,   F 6 g,   Kh 76 g,   Kcal 424 / KJ 1780*

*Zutaten für 2 Portionen:*

*1/8 l Milch, 1,5% Fett, 1/4 l Wasser,*
*1 Prise Salz,*
*3 Messerspitzen Vanillemark,*
*60 g Rundkornreis,*
*30 g Fruchtzucker, 2 Eigelb,*
*3 Blatt Gelatine, weiß,*
*150 g Orangensaft, frisch gepreßt,*
*2 Eiweiß, 20 g Honig.*

Wasser, Milch, Salz und Vanillemark zum Kochen bringen, den Reis darin ausquellen lassen.
15 Minuten abkühlen lassen, dann Honig unterrühren, weitere 10 Minuten abkühlen lassen, dann die Eigelb darunterrühren. Gelatine auflösen und den Orangensaft unter ständigem Rühren hinzufügen. Den abgekühlten Reis mit der Orangensülze gut verrühren, kalt stellen.
Wenn die Masse zu stocken beginnt, den mit Honig steif geschlagenen Eischnee darunterheben.
In zwei Schüsseln verteilt kaltstellen.


# Orangen-Reiscreme

*E 14 g,   F 8 g,   Kh 75 g,   Kcal 430 / KJ 1806*

*Zutaten für 2 Portionen:*

*1/4 l Milch, 1,5% Fett, 25 g Honig,*
*1 Prise Salz,*
*1/2 Tl abgeriebene Zitronenschale (ungespritzt),*
*50 g Reisflocken,*
*2 Blatt Gelatine, weiß,*
*Saft einer Orange,*
*1 Msp. Vanillemark, 1 Ei, getrennt.*

Milch, Honig, Salz, Zitronenschale aufkochen. Reisflocken in die Milch einrühren. Bei schwacher Hitze 10 Minuten nachquellen lassen. Gelatine einweichen, ausdrücken, in wenig heißem Wasser auflösen, in die Reisflocken rühren und den Orangensaft mit Vanillemark untermischen.
Schnell abkühlen, Eigelb unterziehen, steifen Eischnee unterheben.
1 Stunde in den Kühlschrank stellen.

# Reis Trauttmansdorf

*E 49 g,   F 88 g,   Kh 270 g,   Kcal 2094 / KJ 8794*
*Nährwert für 2 Portionen: Kcal 1047 / KJ 4397*

*Zutaten für 4 Portionen:*

*4 Tassen Milch,*
*2 Tassen Reis, gewaschen,*
*1 Prise Salz,*
*1 Zitronenschale, ungespritzt,*
*3 El Honig,*
*1/2 Dose gemischte Früchte, (250 g),*
*oder frische Früchte nach Jahreszeit, z. B. Aprikosen, Pfirsiche, Himbeeren etc., mit etwas Maraschino parfümiert,*
*1/4 l süße Sahne,*
*4 Blatt helle Gelatine.*

Milch erhitzen: Reis, Salz und Zitronenschale zugeben; bei schwacher Hitze ca. 35 Minuten garen, kaltstellen.
Früchte abgießen, gut abtropfen lassen. Gelatine in kaltem Wasser 5 Minuten aufquellen lassen, in einer Tasse erhitztem Fruchtsaft mit Honig auflösen. Geschlagene Sahne, Früchte und die Gelatineflüssigkeit unter den Reis geben. Alles in eine kaltausgespülte Form drücken und im Kühlschrank ca. 1 Stunde kaltstellen. Den Reis stürzen, Himbeerpüree (oder Erdbeerpüree) dazugeben.

# Apfel-Omelette-Soufflée mit Reisflocken

*E 8 g,    F 14 g,    Kh 35 g,    Kcal 308 / KJ 1294*

*Zutaten für 1 Portion:*

*1/4 Apfel,*
*ca. 100 g Reisflocken, gekocht,*
*1 Eigelb,*
*1 El Mehl,*
*1 Eiklar,*
*10 g Butter/Margarine,*
*nach Belieben etwas Zucker*
*oder Zimt-Zucker aufstreuen.*

Die Zubereitung erfordert etwas Fingerspitzengefühl. Etwa ein Viertel eines geschälten säuerlichen Apfels in sehr feine Stifte schneiden, Eigelb und Mehl mit dem Flockenbrei verrühren, eventuell noch etwas Wasser dazugeben, Apfelstückchen unterheben, Eiklar zu steifem Schnee schlagen, nachdem 1 El Wasser zugefügt wurde. Dickbodige Pfanne mit dem Fett erhitzen, Pfanne so lange drehen und wenden, bis auch die Ränder gut von dem Fett bedeckt sind, die gesamte Flockenmasse sodann bei milder Hitze ohne Auflegen eines Deckels stocken lassen. Wenn sich die Unterseite schwach goldgelb gebräunt hat, kann das Omelette mühelos auf einen Teller geschoben werden.

# Reis-Torte »Arroz Romano«

*(Schlemmertorte für Ausnahmefälle)*

*Torte gesamt: E 61 g,   F 184 g,   Kh 806 g,   Kcal 5266 / KJ 22 100*
*Nährwert für 1 Portion: Kcal 657 / KJ 2900*

*Zutaten für 6–8 Portionen:*

*250 g Blätterteig (fertig gekauft),*
*1 Tasse Langkornreis, parboiled,*
*2 Tassen Wasser,*
*1 Stück Zitronenschale,*
*75 g Fruchtzucker,*
*3/10 l Sahne,*
*3 Eier,*
*125 g Rosinen,*
*125 g Orangeat u. Zitronat, fein geschnitten.*

Mit dem Blätterteig ein Kuchenblech von ca. 30 cm ⌀ auslegen, den Rand 3 cm hochziehen. Reis nach Grundrezept kochen, 1 Stück ungespritzte Zitronenschale mitkochen. Alle Zutaten mit dem gekochten Reis mischen, den Blätterteigboden damit belegen, bei mittlerer Hitze rasch backen.
E.-Herd 175–200° C / G.-Herd Stufe 2–3.
Nach dem Backen auf ein Gitter geben. Etwas Puderzucker mit Zimt gemischt darüberstäuben. Noch warm, jedenfalls aber frisch essen.

# Schlußbetrachtung

Die Idee, ein bestimmtes Getreide zur Heilung von chronischen Krankheiten und Krebs zu benutzen, ist nicht neu. Schon im alten China hat man versucht, mit Gerste Hilfe zu bringen. Ein heutiger Arzt aus National-China, William Chao, benutzt Gerste, um Krebs zu heilen. Darüber berichtet Da LIU, ein in den USA lebender gebildeter Chinese, ein Meister, in TAO (Fischer-Taschenbuch Verlag) 1978. In Japan hat Dr. Yashihica Vorträge über die Beiträge chinesischer Medizin zur Krebsheilung gehalten. Ein Rezept besagt, daß man Gerste und Wasserkastanien je zweimal täglich einnehmen sollte. 1948 wurde bei einem internationalen Krebsforschungstreffen bestätigt, daß Perlgraupen Krebs verhindern und heilen können.

Niemand sollte jedoch versuchen, auf eigene Faust ohne ärztliche Kontrolle Krankheiten wie Krebs rein diätetisch zu heilen.

Die Diät ist immer nur *eine* Maßnahme im Rahmen der ärztlichen Therapie. Ihre Bedeutung kann allerdings nicht hoch genug eingeschätzt werden.

**Weiterführende Literatur:**

Karsten, Uwe, »Honig hilft heilen«, Wiesbaden

Cremer, H.-D., Prof. Dr. med. »Die Große Nährwerttabelle«, Gräfe u. Unzer Verlag, München

Daweke, Haase, Irmscher, »Diätkatalog«, Springer Verlag, Berlin 1979

Documenta Geigy, Wissenschaftl. Tabellen, Verlag Geigy, Basel

Herold, Edm., »Heilwerte aus dem Bienenvolk«, Ehrenwirth-Verlag, München 1970

v. Koerber/Männle/Leitzmann, »Vollwert der Ernährung«, Haug Verlag, Heidelberg 1981

Leuthardt, F., Lehrbuch der physiologischen Chemie, 15. Auflage, Walter de Gruyter & Co., Berlin 1963

Lindner, Ernst, Prof. Dr. med., »Toxilogie der Nahrungsmittel«, Georg Thieme Verlag, Stuttgart 1974

Lötschert, W./G. Beese, »Pflanzen der Tropen«, BLV Verlagsgesellschaft, München 1981

Lo, Kenneth, »Das große Buch der chinesischen Koch-
kunst«, Econ Verlag, Düsseldorf 1980

Luh, Bor, S., Ph. D., »Rice production and utilisation«,
AVI Publishing Company, Inc. Westport, Connecticut
1980

Mar, Lisa, »Früchte aus aller Welt«, Hippokrates Verlag,
Stuttgart 1984

Mar, Lisa / Prof. Dr. med. H. O. Kleine / Dr. med. K. Windstosser, »Krebshilfe durch Vollwertkost«, Hädecke Verlag, 7252 Weil der Stadt, 1983

Schenk, E.-G., Prof. Dr. med. habil./Naundorf, Prof. Dr.
rer. nat., »Lexikon der tropischen, subtropischen und me-
diterranen Nahrungs- und Genußmittel«, Nicolaische
Verlagsbuchhandlung, Herford 1966

Solomon, Charmaine, »Das komplette Asien-Kochbuch«,
Hörnemann Verlag, 1978, jetzt bei Pawlak Verlagsgesellschaft mbH, Herrsching

Souci, S. W., Bosch, H., Lebensmitteltabellen für die Nähr-
wertberechnung, Wissenschaftliche Verlagsgesellschaft,
Stuttgart, 1967

Medizinische Literatur über Glucuronsäure bitte anfordern
bei Dr. med. Valentin Köhler, Gieshügeler Str. 65, 8708
Gerbrunn.

## Adressen für die Gesundheit:

Curry ohne Kochsalz und Breuss-Gemüsesaft zu beziehen
über: Drogerie Würthle, 7750 Konstanz

Königssteiner Haderheck-Quelle zu beziehen über Apothe-
ken und Dr. Pohlmann, 624 Königstein/Taunus

Keimfrisch-Keimgerät zu beziehen über alle »neuform« Re-
formhäuser

# Reisrezepte von A bis Z

# Gesundheits-Kochbücher

## Von Lisa Mar:

### Das neue Rohkostbuch

Frischkost für Schlemmer. Rund 200 Rezepte für Salate und Rohkostplatten, Früchte und Säfte. Alles Wissenswerte über die vitaminschonende Zubereitung, ausführliche Würzkräuterübersicht. 112 Seiten, 8 Farbtafeln.

### Krebshilfe durch Vollwertkost

Verbesserte Neuauflage, Vollwertkost als natürliche Hilfe. 187 wohlschmeckende Rezepte zur Steigerung der Abwehrkräfte und zur Aktivierung des Organismus. 150 Antworten auf alle wichtigen Fragen zum Einfluß der Ernährung auf das Krebswachstum. Ergänzung und Alternative in der Krebstherapie. 207 Seiten mit 8 Farbtafeln.

### Leckerbissen für Diabetiker

Feinschmeckergerichte, die nicht nach Diät schmecken, sogar Süßspeisen. Alle Rezepte mit genauen Angaben der anrechnungspflichtigen Broteinheiten, des Fett-, Eiweiß- und Kaloriengehalts. 66 Seiten.

### Leckere, leichte Magenkost

Rund 100 Rezepte bei Appetitlosigkeit, nervösem Magen, Druck- und Völlegefühl. Nützliche Tips von A bis Z. 62 Seiten.

### Außerdem empfehlen wir:

Dr. med. H. Anemueller:
**Die Molke-Trinkkur**

Das klassische Naturheilverfahren für den gesamten Organismus – neu entdeckt und durch Erkenntnisse der modernen Medizin bestätigt! Bei Gicht, Stoffwechsel- und Verdauungsstörungen, Bluthochdruck, Übergewicht. Kurprogramme, Begleitdiät für 21 Tage. 140 Seiten, 8 Farbtafeln.

Marlis Weber:
**Gesund & fit mit frischen Säften**

Vitaminreiche Säfte aus frischen Früchten, Gemüse, Kräutern und Wildpflanzen. Zur Entschlackung und Entgiftung des Körpers, bei Fastenkuren und zu Heilzwecken. 102 Seiten, 4 Farbtafeln.

Hädecke-Bücher erhalten Sie in jeder guten Buchhandlung und in vielen Reformhäusern. Weitere Informationen bei

 HÄDECKE VERLAG
7252 Weil der Stadt

ISBN 3-7750-0123-9
Titelbild: Studio Gerlach.
Einbandentwurf: Rainer Simon.
© Walter Hädecke Verlag, 7252 Weil der Stadt.
Nachdruck, auch auszugsweise, nur mit Genehmigung des Verlages.
Alle Rechte vorbehalten.
Printed in Germany.
Satz: IBV Lichtsatz KG, Berlin.
Druck: E. Bandell GmbH, Stuttgart